"中枢-外周-中枢"
闭环康复干预技术指南与示范应用

主 编 贾 杰

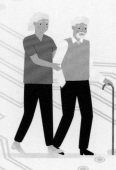

科学技术文献出版社
SCIENTIFIC AND TECHNICAL DOCUMENTATION PRESS
·北京·

图书在版编目（CIP）数据

"中枢–外周–中枢"闭环康复干预技术指南与示范应用 / 贾杰主编.—北京：科学技术文献出版社，2023.1

ISBN 978-7-5189-9847-0

Ⅰ.①中… Ⅱ.①贾… Ⅲ.①康复医学 Ⅳ.① R49

中国版本图书馆 CIP 数据核字（2022）第 228071 号

"中枢–外周–中枢"闭环康复干预技术指南与示范应用

策划编辑：蔡　蓉　帅莎莎　责任编辑：帅莎莎　责任校对：张吲哚　责任出版：张志平

出　版　者　科学技术文献出版社

地　　　址　北京市复兴路15号　　邮编　100038

编　务　部　（010）58882938，58882087（传真）

发　行　部　（010）58882868，58882870（传真）

邮　购　部　（010）58882873

官　方　网　址　www.stdp.com.cn

发　行　者　科学技术文献出版社发行　全国各地新华书店经销

印　刷　者　北京地大彩印有限公司

版　　　次　2023 年 1 月第 1 版　2023 年 1 月第 1 次印刷

开　　　本　787 × 1092　1/16

字　　　数　232千

印　　　张　12.25

书　　　号　ISBN 978-7-5189-9847-0

定　　　价　128.00元

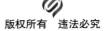

康复科学

是

人体功能

恢复的基础

——顾之燕

医工结合

创新求变

戴尅戎

【编委会】

主 编

贾 杰 复旦大学附属华山医院

副主编

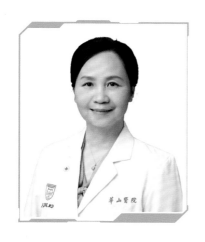

贾杰，主任医师，博士研究生导师，复旦大学附属华山医院康复医学科副主任，复旦大学附属华山医院福建医院、国家区域医疗中心筹办处副主任。中国康复医学会手功能康复专业委员会主任委员、循证专业委员会副主任委员、社区康复工作委员会候任主任委员。国家重点研发计划"老年全周期康复技术体系与信息化管理研究"项目负责人及课题一负责人。曾主持国家自然科学基金重大研究计划集成项目子课题 1 项、国家自然科学基金面上项目 3 项、科技部"十二五"国家科技支撑计划课题 1 项、上海市科学技术委员会 / 卫生局课题 6 项。发表 SCI 收录论文 100 余篇，参与编写康复医学专著 16 部，获授权专利 41 项。曾获 2014 年教育部科学技术进步奖二等奖、2016 年中华医学科技奖二等奖、2016 年原国家卫生计生委脑卒中防治工程委员会"突出贡献专家奖"、2018 年复旦大学巾帼创新奖、2020 年中国康复医学会科学技术奖一等奖、2020 年上海康复医学科技奖一等奖等数十项科技奖励与荣誉称号。

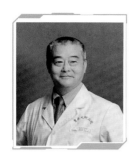

虞乐华，医学博士，教授，主任医师，博士研究生导师。现任重庆医科大学附属第二医院康复医学科主任，康复治疗学系主任，重庆市康复医学与理疗学学术技术带头人，国家康复医学专业医疗质量控制中心委员会委员，中国康复医学会康复质量控制工作委员会常务委员，中国康复医学会手功能康复专业委员会副主任委员，中国康复医学会烧伤治疗与康复学专业委员会副主任委员，中国医师协会康复医师分会委员，重庆市残疾人康复协会肢体残疾康复专业委员会主任委员，重庆医师协会疼痛医师分会会长，重庆市康复医学会副会长，《中华物理医学与康复杂志》《中国康复医学杂志》编委。

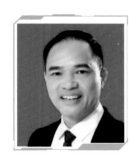

黄文柱，主任医师、教授、MBA、硕士研究生导师。佛山科学技术学院附属佛山第五医院、康复医学研究所副院长、所长，中国康复医学会手功能康复专业委员会常务委员，中国康复医学会手功能康复专业委员会手创伤功能康复学组主任委员，广东省康复医学会手功能康复分会会长。

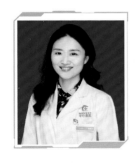

槐雅萍，医学博士，主任医师，教授，硕士研究生导师，龙华区中心医院康复医学科学科带头人、科主任。中国康复医学会手功能康复专业委员会副主任委员，中国康复医学会脑血管病康复专业委员会常务委员，广东省医学会物理医学与康复学分会常务委员，深圳市康复医学会脑功能检测与调控专业委员会主任委员，广东省康复医学会脑血管病专业委员会常务委员，广东省康复医学会重症专业委员会常务委员，深圳市医师协会心血管疾病预防与康复专业委员会副主任委员。工作以来发表SCI及国家级核心期刊论文30余篇，参与编写高等医学院校《康复医学》教材1部，副主编著作3部，参编康复专著多部。主持省级及厅级项目多项；先后获河北省科技进步三等奖2项，河北省医学科技进步奖6项。获实用新型专利2项。

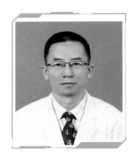

朱宁，主任医师，硕士研究生导师，宁夏医科大学总医院康复医学科主任，宁夏医科大学康复医学系主任。中国康复医学会理事，中国康复医学会手功能专业委员会常务委员，中华医学会物理医学与康复学分会委员，《中华物理医学与康复杂志》第八届编辑委员会编委，宁夏医学会物理医学与康复学分会主任委员，宁夏医师协会康复医师分会主任委员，宁夏康复医学质量控制中心主任，宁夏康复医学会副会长。曾在日本留学1年，主持国家自然科学基金1项，省厅级科研课题7项。

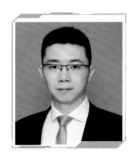

何志杰，复旦大学附属华山医院康复医学科主治医师、中国康复医学会老年康复专业委员会青年委员会委员、上海康复医学会手功能康复专业委员会委员。师从复旦大学附属华山医院康复医学科贾杰教授。聚焦运动干预的神经保护机制研究、脑卒中后上肢手功能康复的临床与机制研究，以及全周期老年康复研究。先后主持国家自然科学基金青年科学基金项目1项，参与国家重点研发计划1项，国家高技术研究发展计划（863计划）1项，科技部"十二五"科技支撑计划课题1项，国家自然科学基金7项。发表SCI论文10余篇，其中第一或共同第一作者5篇，发表核心期刊论文4篇，授权专利5项。曾获中国康复医学会优秀青年康复医师。

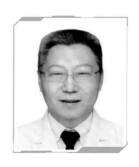

张为民，长春中医药大学博士研究生导师，吉林省针灸推拿名医，长春中医药大学附属第三临床医院脑病中心主任。兼任中国康复医学会中西医结合专业委员会常务委员，中国康复医学会手功能专业委员会常务委员，吉林省针灸学会副会长等多项社会兼职。从事神经系统疾病临床康复、科研、教学工作近30年。擅长应用中医综合康复疗法治疗中风病、脊髓损伤、周围神经损伤等所致的各种功能障碍。主持课题10余项，参加国家重点研发计划项目、国家科技支撑计划项目、国家自然科学基金、省部级、厅局级课题20余项；获得省科学技术二等奖3项，三等奖1项；获得吉林省科学技术成果9项。发表论文20余篇，副主编国家"十三五"规划教材2部，著作2部。

【序 言】

我国康复医学虽起步较晚，但发展迅速，康复医学领域在学术研究、技术革新和成果推广应用都取得了较为显著的成绩。经过数十年的发展，脑卒中的康复理念如"三级康复""早期康复"，康复技术如"Bobath技术""Brunstrom技术"，康复手段如"物理治疗""作业治疗"等在脑卒中康复应用中已逐渐成熟并形成完整体系。虽然各类康复治疗技术在不断完善，康复理念在不断更新，脑卒中后遗留功能障碍仍旧存在。运动功能障碍特别是手功能障碍是脑卒中康复的重难点，其康复疗效欠佳。

手功能在人体全身功能中具有重要的地位。在思考手功能的重要性及手功能康复困境的背景下，我在偶然契机下与陈立典教授合作"十二五"国家科技支撑计划项目，承担课题"脑卒中后手功能障碍的中医康复临床规范和评价研究"，围绕"手功能康复"开展创新技术、创新理念、设备研发、规范化治疗方案研究与应用。也由此拉开了对手功能康复的研究序幕，并不断推向前进。

在长期临床实践与科学研究中，于2016年提出脑卒中手功能康复新理念——"中枢－外周－中枢"闭环康复理论。尽管闭环理论提出之初不十分成熟，但在康复领域内引起了较大关注和讨论。从外周层面到中枢层面，从结合形式到干预机制，经过众多康复同仁6年的共同探索和验证，助推该理论达到被引用152次，并广泛将其应用于脑卒中后手功能康复的各项科学研究和临床实践当中。我亦携团队从理论提出至今开展超过40项研究及10余项课题来探究闭环理论的临床可行性、有效性与治疗机制，不断探索闭环理论下的干预模式与范式，形成了多套基于闭环康复理论下的治疗技术方案，如经颅直流电刺激结合外周干预技术、镜像疗法结合外周干预技术、脑－机接口闭环干预技术等。迄今为止，这些治疗技术方案仍然在被学者不断验证、改良和提升，应用于脑卒中手功能障碍患者身上。

因此，将闭环理论从概念、理论依据、技术原理、临床应用等梳理成册，形成了本书《"中枢－外周－中枢"闭环康复干预技术指南与示范应用》，以期为临床康复治疗和科学研究提供参考。该书全面展现了闭环理论的提出历程及其闭环康复的基本模式——"大闭环""小闭环""微闭环"、闭环康复的中枢、外周评估及干预技术、闭环模式干预方案及其在多种功能障碍中的临床应用、闭环康复的示范性应用、ICF模式下的闭环康复，从不同层面探讨闭环理论的含义与引申。在被更多学者注入新思路的闭环理论与理念中不断更新、修正，形成临床更为规范应用"中枢 – 外周 – 中枢"闭环康复模式、技术提供应用指导。

　　虽然闭环理论经提出至今已有 6 年时间，其仍需不断进行考验、完善与修正，借以本书出版之时诚盼社会各界专家及同行对闭环理论提出宝贵建议，赋予临床实践经验和循证证据来对其进行补充，共同完善闭环理论，携手绘制康复医学蓝图！

【目　次】

【目 次】

【目 次】

第 一 章

"中枢－外周－中枢"
闭环康复概述

第一节 "中枢－外周－中枢"闭环康复理论的起源与发展历史

　　脑卒中是临床最常见的急性脑血管疾病，其特点是高发病率、高致残率和高死亡率。中国每年新发脑卒中患者人数约330万，其中70%~80%的患者因各种功能障碍而无法独立生活。脑卒中后手功能障碍是最常见的功能障碍之一，患者因手功能障碍丧失独立生活的能力，为我国经济和社会带来沉重负担。"中枢－外周－中枢"闭环康复——脑卒中后手功能康复新理念（以下简称闭环理论），是复旦大学附属华山医院贾杰教授于2016年提出的（图1-1-1）。自闭环理论被提出后，该理论广泛应用于脑卒中后手功能康复的各项科学研究和临床实践。

Chinese Journal of Rehabilitation Medicine, Nov. 2016, Vol. 31, No.11

·述评·

"中枢-外周-中枢"闭环康复——脑卒中后手功能康复新理念*

贾 杰[1]

　　世界卫生组织调查显示，半数以上脑卒中患者发生手功能障碍[3]，手功能障碍成为影响患者独立生活能力的重要因素[2]。脑卒中后手功能障碍康复治疗的系列研究提示[4-5]，"中枢-外周-中枢"闭环康复干预模式，在提升患者上肢及手功能障碍中发挥作用，成为脑卒中后手功能康复研究领域的热点，已引起学界重视。

1　脑卒中后手功能康复的概念
　　"脑卒中后手功能康复"是指所有可以促进脑卒中后手功能恢复的干预措施的整合，它贯穿于临床治疗、功能评估、康复训练、家庭社会支持等各个方面。脑卒中后物理治疗、作业治疗、康复工程及义肢矫形中涉及手功能康复的所有内容都归属于"脑卒中后手功能康复"这一大框架下。其核心理念是中枢干预和外周干预的衔接，即"中枢-外周-中枢"闭环干预模式。
　　关于"脑卒中后手功能康复"这一概念的理解存在一个常见误区，即"脑卒中后手功能康复"仅属于"作业治疗"的范畴。据2001年WHO颁布的ICF分类，作业治疗指的是利用有意义的活动和环境的改良作为治疗媒介来提高患者的日常生活作业功能，以达到最大限度地恢复患者躯体、心理和社会方面的功能[6]。在实际应用中，由于大量的作业治疗活动需要手和上肢的参与，所以很容易将二者混为一谈。但根据上述的"脑卒中后手功能康复"的概念，其涵盖的内容不仅有"作业治疗"的方面，还包括了物理治疗、康复工程及义肢矫形等有关于手功能康复的部分，因此二者存在交集但并无从属关系。

2　中枢干预
　　随着康复治疗技术的不断发展，对于脑卒中后手功能障碍的康复，除了传统的作业治疗、物理治疗，一些新的治疗技术不断被应用，如经颅直流电刺激、脑-计算机接口、镜像（多模态镜像）治疗、运动想象、经颅磁刺激等技术。上述技术的共同点是通过各种精准定位，在损伤脑区或功能脑区进行"直接"刺激。对于这种"直接刺激，学界称之为"非侵入性脑部刺激"或"中枢干预"。"中枢干预"与传统的康复治疗不同，它是针对于那部功能障碍在主管手部功能的特定脑区进行刺激，希望通过这种刺激来实现恢复受损的手功能的目的。如何将这些"中枢干预"新技术在脑卒中后手功能康复治疗中发挥最大作用，是学界关注的焦点。笔者认为，在

DOI:10.3969/j.issn.1001-1242.2016.11.001
*基金项目："十二五"国家科技支撑计划项目(2013BAI10B03);国家高技术研究发展计划项目(863计划)(2015AA020501);上海市科委科研计划项目(13441901400,15441901600,16441905302)
1　复旦大学附属华山医院康复医学科,上海,200040
作者简介:贾杰,女,教授,博士研究生导师;收稿日期:2016-10-09
1180　www.rehab.com.cn

图1-1-1　"中枢－外周－中枢"闭环康复理论的提出

　　手功能是人类日常生活、工作和社会活动的重要基础，其功能实现依赖于复杂的精细动作。由于控制手运动的大脑皮层区域广泛且手部位于人体最远端，脑卒中后的手功能康复变得极为困难，许多患者最终形成废用手。"脑卒中手功能康复"是指所有可以促进脑

卒中手功能恢复的干预措施的整合，它贯穿于临床治疗、功能评估、康复训练、家庭社会支持等各方面。脑卒中后物理治疗、作业疗法（occupational therapy，OT）、康复工程及义肢矫形中涉及手功能康复的所有内容都归属于"脑卒中后手功能康复"这一大框架下。其核心理念是中枢干预和外周干预的统筹，即"中枢－外周－中枢"闭环康复干预模式（图1-1-2）。

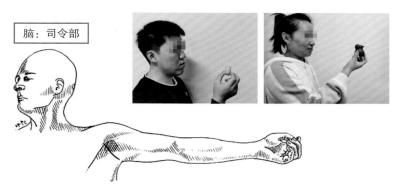

图 1-1-2 "中枢－外周－中枢"闭环康复理论的来源

闭环理论包括外周干预和中枢干预两大治疗手段。"外周干预"是不直接作用于中枢神经系统的康复治疗手段，包括基于皮层可塑性理论的传统四大技术——Bobath、Brunnstrom、PNF 和 Rood 技术，常用于手功能的外周康复。此外，针对脑卒中患者上肢功能的作业治疗、强制性运动疗法（constraint-induced movement therapy，CIMT）、双侧干预、抗痉挛治疗、生物反馈技术、电刺激技术等也常应用于康复治疗中。随着医工交叉，基于计算机技术的上肢康复机器人、外骨骼手套、VR 仿真游戏，以及智能辅具也逐渐在康复领域中普及。

随着康复治疗技术的不断发展，对于脑卒中后手功能康复，除了传统的作业治疗，一些中枢治疗技术也在不断应用，如经颅磁刺激（transcranial magnetic stimulation，TMS）、脑－机接口（brain computer interface，BCI）技术、经颅直流电刺激（transcranial direct current stimulation，tDCS）、镜像（多模态镜像）疗法（mirror therapy，MT）、运动想象（motor imagery，MI）等技术。上述中枢治疗技术是通过各种精准定位，在损伤脑区或功能脑区进行"直接精准"刺激。对于这种"直接精准"刺激，学界称之为"非侵入性脑部刺激"或"中枢干预"。与传统治疗技术不同，中枢刺激直接刺激受损脑区，从而达到精准调控，尝试从根本上解决问题。如何将这些"中枢干预"新技术在脑卒中后手功能康复治疗中发挥最大作用，是目前关注的焦点。

然而，无论是自顶向下还是自底向上的干预方式，对于患者的康复训练而言，都无法形成刺激的闭环效应。在此背景下，"中枢 – 外周 – 中枢"闭环康复——脑卒中后手功能康复新理念的提出，在脑卒中后手功能康复领域内引起较大关注。闭环理论高度凝练了目前手功能康复的治疗模式。该理论自 2016 年被提出后，引用该文献的学者主要通过闭环理论进一步验证经颅直流电刺激、经颅磁刺激、镜像疗法、任务导向训练、肌电生物反馈、运动想象、外骨骼机器人、传统康复和脑 – 机接口对于脑卒中患者的治疗作用并进行作用机制探索。

第二节　"中枢 – 外周 – 中枢"
闭环康复理论的概念与现状

外周干预的脑损伤后康复治疗技术已被广泛应用。而随着患者对脑卒中康复的需求和期望逐步增加，单纯的"外周干预"在脑卒中患者手功能康复应用中的局限性已逐步显现。近年来脑科学发展迅猛，各类中枢干预的治疗方法已初具雏形。中枢干预旨在通过直接对相关脑区进行刺激，激活功能脑区，提高突触可塑性，从而提高康复治疗的效率；而外周干预，主要基于脑卒中康复自然病理过程，遵循神经发育一般规律，对不同时期的患者制定适宜的康复治疗方案。外周干预的最终目标是通过强化运动控制训练，反馈于中枢，促进脑功能重塑和神经再支配。因此，中枢干预与外周干预相辅相成，即"中枢 – 外周 – 中枢"闭环康复理论。该理论充分运用"中枢干预"与"外周干预"两大治疗手段，通过中枢干预促进功能脑区激活，提高神经可塑性，通过外周干预强化感觉与运动控制模式对中枢的正性反馈与输入，从而促进脑功能的重塑。基于"中枢 – 外周 – 中枢"的闭合环路模式，有效利用中枢与外周干预之间的有机融合，形成"闭环"式信息反馈，最终结果作用于患者特定脑区或功能相关脑区（图 1-2-1）。该理论对"外周干预"与"中枢干预"的作用进行互补，使之针对脑损伤后皮质功能改变的本质问题，以大脑的可塑性及神经通路的重塑为基础，促进中枢重塑和外周控制，进而促进功能恢复。

近年来，基于"中枢 – 外周 – 中枢"闭环康复模式的脑卒中运动康复研究逐年增多，tDCS 刺激大脑产生皮层兴奋性改变，相较于经颅磁刺激，tDCS 体积小，易于便携操作，因此患者接受 tDCS 治疗可以同时进行其他治疗技术。tDCS 联合上肢活动度训练对脑卒中上肢功能恢复也有较好的疗效，基于神经电生理的研究表明，经过 4 周 tDCS 联合上肢活动度训练后，患者拇短展肌运动诱发电位、中枢运动传导时间（central motor conduction

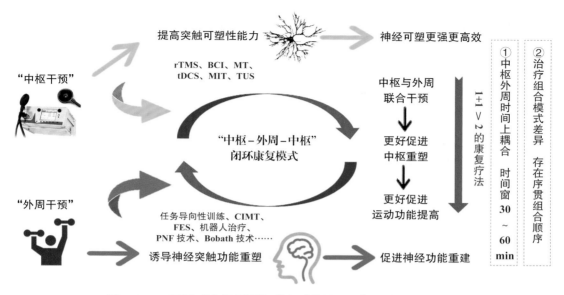

图 1-2-1　不同"中枢干预"联合"外周干预"形成闭环反馈

time，CMCT）明显缩短，上肢 Fugl-Meyer 得分显著提高。TMS 是一种用于调节和干预大脑功能的中枢干预技术。经典的针对脑卒中低频重复经颅磁刺激（repetitive transcranial magnetic stimulation，rTMS）的方案一般对健侧行抑制性刺激（低频刺激）和（或）对患侧行兴奋性刺激（高频刺激），通过调节受刺激部位的神经活动及其与其他脑区的功能连接而促进脑功能恢复和重塑。有研究将 rTMS 与功能电刺激联合治疗脑卒中后手功能障碍，连续治疗 10 天，发现患者的 Barthel 得分（Modified Barthel Index，MBI）、Fugl-Meyer 评估表（Fugl-Meyer Assessment，FMA）评分显著高于功能电刺激组和 rTMS 治疗组，运动诱发电位（motor evoked potential，MEP）明显提高，CMCT 明显缩短。此外，袁梦哲等发现低频 rTMS 联合肌肉能量技术（muscle energy techniques，MET）治疗脑卒中后上肢痉挛，能够显著改善患者上肢痉挛状态，提高患者上肢运动功能和日常生活活动能力。MT 在上肢运动康复及疼痛、认知疗法中广泛应用。患者在健侧肢体运动的同时观察其在镜像中的反射影像，使健侧肢体活动的图像与患侧肢体叠加，让患者产生肢体运动功能增强的视错觉。研究表明，早期镜像疗法的介入能明显加速缺血性脑卒中患者患侧上肢及手功能恢复进程，患者经过每天 45 min，每周 5 次，持续 3 周 MT 早期介入且配合常规康复训练，上肢及手运动功能得分明显提升。MI 是指运动活动在内心反复地模拟排练，而不伴有明显的身体活动。MI 是一种具有潜力的中枢干预技术，能充分调动脑卒中患者的主观能动性。有研究将运动想象技术结合手部机器人辅助训练，前者让患者中枢神经系统直接参与训练，刺激神经功能恢复，激活脑功能网络重塑；机器人技术利用运动想象原理，强调运动过程中大脑对运动的控制，通过患者存在的视觉认知功能，提高运动认知和运动表达。

BCI 技术是目前比较前沿的脑刺激中枢神经干预新方法之一，它不依赖于大脑常规输出通路（外周神经和肌肉组织），而是直接通过脑电信号来控制外部设备的脑－机通信系统，实现人与计算机之间的互动。有研究将 BCI 技术与 FES 相结合，探究它们对脑卒中后手功能障碍的治疗效果，发现不仅上肢 FMA 和 MBI 有显著提高，且 MoCA 评分也显著高于对照组，这说明脑－机接口不仅有助于脑卒中后手功能康复，也在一定程度上有助于患者认知功能康复。

第三节　"中枢－外周－中枢"闭环康复理论的引用分析

2016 年末至 2022 年 5 月，自《"中枢－外周－中枢"闭环康复——脑卒中后手功能康复新理念》发表以来，中国知网累计引用 128 次，自引 22 次，他引 106 次。其中学位论文 39 篇，综述类 21 篇，病例研究 2 篇，临床研究 76 篇。在 76 篇临床研究中，tDCS 为中枢干预的闭环研究有 13 篇；TMS 22 篇；镜像 16 篇；运动想象 8 篇；任务导向性训练 10 篇；脑－机接口 3 篇，传统康复 7 篇，其他类型 13 篇。随着基于闭环康复理念的临床研究逐渐增多，闭环理论的内涵在实践中不断丰富，其有效性也进一步得到印证。

闭环理论被提出以后，国内学者基于该理论进行了大量临床科学研究，为该理论提供了一定的证据支持。陈创等使用 tDCS 结合任务导向训练对 15 例慢性期脑卒中患者进行为期 4 周的康复训练后发现受试者的改良 Ashworh 量表（Modified Ashworth Scale，MAS）得分、Broetz 得分与功能磁共振成像（functional magnetic resonance imaging，fMRI）影像学出现改变，患者的手运动功能得到提高，肌张力下降的同时静息态 fMRI 影像观察大脑相关区域也得到局部激活。金俏等使用 rTMS 联合 FES 对脑卒中患者进行治疗后发现，闭环组较 FES 组有更好的治疗效果，且闭环组有明显的大脑皮质功能重组的加速作用。李阳等使用重复外周磁刺激 (peripheral magnetic stimulation，PMS) 对脑卒中患者进行单次干预观察到重复外周磁刺激对受试者肌张力障碍与运动功能障碍有明显的即刻效应。以上研究说明，中枢与外周干预能够相互联系并最终激活中枢，使大脑神经功能产生改变，同时也侧面反映出"闭环康复"理念的科学性与实用性。

黎伟雄等将 60 例患者分为两组，试验组为镜像疗法结合 FES 疗法，对照组为单纯 FES 疗法，结果发现建立"闭环"的试验组较对照组对卒中后下肢运动功能障碍有更好的恢复效果；彭娟等使用镜像疗法对 36 例缺血性脑卒中急性期患者进行对照研究发现，镜像"闭环"组受试者 FMA-UE 在 2 个月随访时仍比只接受 CR 治疗的患者有更好的恢复。侯莹等使用基于运动想象的康复机器人与 CR 手功能训练比较发现，治疗组的上肢 FMA 得分与改良 MBI 进步更为显著。

以上研究说明"闭环康复"治疗模式较非闭环治疗模式可能有更好的临床康复疗效，但目前基于"闭环康复"理论的临床研究仍存在采用的中枢与外周治疗方法各异、入组的脑卒中患者分期不同、样本量不够充足等问题，因此"闭环康复"理论的有效性仍需大量规范的临床研究进行循证依据的进一步补充与完善，最终才能形成有效的干预范式并应用于康复临床治疗中去。

此外，根据"中枢－外周－中枢"闭环康复——脑卒中后手功能康复新理念引证文献分析，闭环康复理论不仅仅应用于脑卒中后运动功能障碍康复，也被他人延伸应用至臂丛神经损伤、周围神经损伤、听神经瘤、颈 7 神经移位术、异己手综合征、吞咽障碍、认知功能、感觉功能等疾病与功能，经过小样本量的临床研究，闭环康复理论在上述疾病与功能康复上具有一定的临床疗效及潜在的拓展应用价值。

参考文献

[1] 贾杰. "中枢－外周－中枢"闭环康复——脑卒中后手功能康复新理念 [J]. 中国康复医学杂志，2016，31（11）：1180–1182.

[2] 肖露，代菁，樊巍，等. tDCS 联合肌电生物反馈改善脑卒中上肢运动功能障碍的疗效观察 [J]. 中国康复，2020，35（9）：459–462.

[3] 孙武东，蔡倩，徐亮，等. 经颅直流电刺激联合双侧训练对脑卒中患者上肢功能恢复的影响 [J]. 中华物理医学与康复杂志，2020，42（3）：205–208.

[4] 杨青，陈树耿，邓盼墨，等. 周围神经肌肉磁刺激联合重复经颅磁刺激治疗脑卒中慢性期手功能障碍 1 例报道 [J]. 中国康复理论与实践，2018，24（12）：1384–1387.

[5] 张蓉，金俏，张俊霞，等. 重复经颅磁刺激与对侧控制型功能性电刺激不同方式联用对脑梗死患者上肢功能的影响 [J]. 中华物理医学与康复杂志，2019（8）：595–597.

[6] 袁孟哲，郭小平，张长龙，等. 低频重复经颅磁刺激联合肌肉能量技术治疗脑卒中后上肢痉挛的效果观察 [J]. 山东医药，2020，60（9）：63–66.

[7] 袁孟哲. 低频重复经颅磁刺激治疗卒中后痉挛的多模态磁共振研究 [D]. 福州：福建中医药大学，2020.

[8] 陈洁，邓远飞，张丽芳. 镜像治疗与脑卒中后手功能康复 [J]. 中华脑科疾病与康复杂志（电子版），2019，9（5）：311–314.

[9] 彭娟，杨仕彬，胥方元，等. 早期介入镜像疗法对缺血性脑卒中患者偏瘫肢体功能恢复的影响 [J]. 中华物理医学与康复杂志，2019，41（3）：178–183.

[10] 侯莹，高琳，陈苗苗，等 . 基于运动想象的手部机器人辅助训练对脑卒中患者上肢运动功能的疗效 [J]. 中国康复理论与实践，2019，25（1）：81–85.

[11] 侯莹，郭立全，殷松，等 . 趣味性智能居家康复训练对脑卒中患者上肢功能的影响 [J]. 中国康复医学杂志，2020，35（11）：1338–1341.

[12] 徐英，吉艳云，贾杰，等 . 脑 – 计算机接口结合功能性电刺激训练对老年脑卒中患者上肢功能和认知的疗效观察 [J]. 中华老年心脑血管病杂志，2018，20（9）：988–990.

[13] 陈创，唐朝正，王桂丽，等 . 经颅直流电刺激结合任务导向性训练对慢性期脑卒中患者上肢及手功能障碍的影响 [J]. 中国康复，2017，32（3）：202–204.

[14] 金俏，吴世政，任啙晶，等 . 重复经颅磁刺激偶联功能性电刺激对脑梗死患者运动功能恢复的影响 [J]. 中华物理医学与康复杂志，2017，39（10）：747–749.

[15] 黎伟雄，龙耀斌 . 镜像疗法对脑卒中偏瘫下肢功能的影响 [J]. 中国康复理论与实践，2018，24（5）：571–574.

第二章

"中枢－外周－中枢"
闭环康复的理论依据

第一节　中枢干预

随着康复治疗技术的不断发展，对于脑卒中后运动功能障碍的康复，除了传统的作业治疗、物理治疗外，一些新的治疗技术不断被应用，如经颅直流电刺激、脑－机接口、镜像（多模态镜像）治疗、运动想象、经颅磁刺激等技术。上述技术的共同点是通过各种精准定位，在损伤脑区或功能脑区进行"直接"刺激。对于这种"直接"刺激，学界称为"非侵入性脑部刺激"或"中枢干预"。"中枢干预"与传统的康复治疗不同，它是针对运动功能障碍在主管的特定脑区进行刺激，希望通过这种刺激来实现恢复受损手功能的目的。如何将这些"中枢干预"新技术在脑卒中后手功能康复治疗中发挥最大作用，是学界关注的焦点。

一、结合闭环理论的经颅直流电技术治疗脑卒中后手功能障碍

胡昔权等将 tDCS 联合虚拟现实训练治疗脑卒中患者上肢功能，结果表明 tDCS 联合虚拟现实技术治疗效果明显优于单独进行 tDCS 和虚拟现实训练。tDCS 联合双侧训练对脑卒中上肢功能恢复也有较好的疗效，双侧对称运动训练（bilateral isokinematic training，BIT），简称双侧训练，是指双侧肢体执行共同时间和空间的动作模式，通过双侧肢体的匹配效应来促进患侧上肢功能恢复亦有较好效果。有研究表明，经过 4 周 tDCS 联合 BIT 治疗后，患者拇短展肌运动诱发电位、CMCT 明显缩短，上肢 Fugl-Meyer 及偏瘫上肢功能测试（中国香港版）得分显著提高。陈创等基于"中枢－外周－中枢"的康复模式采用 tDCS 结合任务导向性训练（task-oriented training，TOT），利用 tDCS 调节大脑皮层兴奋性，解除大脑半球间不对称抑制，然后予以功能性电刺激（functional electrical stimulation，FES）辅助下的任务训练，以辅助丧失功能的肢体完成相应任务，从而实现脑卒中患者的大强度、重复性训练。经过 4 周的治疗，15 例患者 fMRI 的左侧颞下回和右侧小脑前叶的局部一致性（regional homogeneity，ReHo）增高并且伴随肌张力明显降低。基于闭环理论的 tDCS 研究主要关注结合 tDCS 下的治疗技术联合，这些治疗技术从外周出发，通过感觉神经纤维传导至中枢。而 tDCS 可以通过调节大脑皮层兴奋性，解除健侧大脑半球对患侧的过度抑制，使双侧大脑半球达到新的平衡，从而促进患者运动功能恢复。上述研究证明，基于闭环的经颅直流电技术在治疗卒中后手功能障碍效果显著，未来的研究设计应着重于疗效机制的探索。

二、结合闭环理论的经颅磁刺激技术治疗脑卒中后手功能障碍

TMS 是一种用于调节和干预大脑功能的中枢干预技术。经典的针对脑卒中的 rTMS 方案一般对健侧行抑制性刺激（低频刺激），和（或）对患侧进行兴奋性刺激（高频刺激），通过调节受刺激部位的神经活动及其与其他脑区的功能连接而促进脑功能恢复和重塑。相关 Meta 分析显示，rTMS 在改善手部整体功能的同时还可以提高手指运动功能，并且不会对健侧手造成影响。

有研究通过 fMRI 结合临床行为学量表纵向观察卒中患者接受 rTMS 前后大脑皮层激活重塑的动态过程，探索运动皮层代偿、重组与肢体运动功能恢复间的关系。结果显示 rTMS 对于患者上肢功能改善有显著促进作用，fMRI 显示接受 rTMS 治疗的患者偏侧化指数（LI）显著高于假刺激组，低频 rTMS 不仅能明显降低健侧皮层兴奋性，使患侧皮层兴奋性增强，还可以加速大脑主要相关功能区域由健侧向患侧迁移，使运动功能改善，缩短康复周期。对侧控制型功能性电刺激（contralaterally controlled functional electrical stimulation，CCFES）是在功能性电刺激的基础上改进的一种外周神经肌肉电刺激，与常规功能电刺激相比，CCFES 通过健侧肢体主动运动，由功能性电刺激装置反馈性输出电刺激至患侧，引导患侧肢体做出相似动作，促进脑卒中患者上肢功能恢复，有研究将 rTMS 与 CCFES 联合治疗脑卒中后手功能障碍，试验分为 4 组：对照组、同步治疗组（rTMS 与 CCFES 同时治疗）、延时 1 h 组（rTMS 在 CCFES 前 1 h 完成）及延时 3 h 组，连续治疗 10 天，发现延时 1 h 组患者的 MBI、FMA 评分显著高于其他三组，MEP 明显提高，CMCT 明显缩短。此外，经颅磁刺激同样也可以用于刺激外周神经，杨青等采用经典的 rTMS 方案结合周围神经肌肉磁刺激，针对受损的脑皮质和处于异常状态的周围神经肌肉进行双重刺激。基于神经康复的"中枢－外周－中枢"干预原则，神经系统的中枢和周围功能存在实时互动和影响，联合周围和中枢干预，可更好地促进功能恢复和代偿；与电刺激相比，周围神经肌肉磁刺激作用更好、更强，耐受度更好，可在患者痛阈下诱发更大幅度的肢体运动。MET 是在本体感觉神经肌肉易化技术的基础上衍生而来的，兼顾了结构性与动力性特点，相对于单纯的牵伸训练更有利于肌肉力量的恢复，袁梦哲等发现低频 rTMS 联合 MET 治疗脑卒中后上肢痉挛，能够显著改善患者上肢痉挛状态，提高患者上肢运动功能和日常生活活动能力。

三、结合闭环理论的镜像疗法运动想象、脑－机接口治疗脑卒中后手功能障碍

MT 也称镜像视觉反馈疗法（mirror visual feedback，MVF），在上肢运动康复及疼痛、认知疗法中被广泛应用。患者在健侧肢体运动的同时观察其在镜像中的反射影像，使健侧

肢体活动的图像与患侧肢体叠加，让患者产生肢体运动功能增强的视错觉。MT 是中枢干预手段，可能通过以下机制促进运动功能的康复：①视觉反馈－运动观察：患者通过不断的视觉反馈（包括运动观察成分）刺激人脑主要运动皮质，影响皮质的电活动及兴奋性，促进大脑功能重塑。②镜像神经元系统激活－大脑可塑性：MT 通过多种感觉刺激，能激活镜像神经元系统，促进大脑重塑，有助于上肢功能恢复。③运动神经通路易化－双侧运动：患者进行双侧运动训练时，运动皮层可以得到广泛激活，易化患侧部分运动通路，促进上肢运动功能康复。④习得性废用减轻－增强肢体存在感：MT 可以通过将患者注意力转移到患侧肢体，增强肢体存在感，减少习得性废用，促进上肢和手运动功能康复。研究表明，早期镜像疗法的介入能明显加速缺血性脑卒中患者患侧上肢及手功能恢复进程，患者经过每天 45 min、每周 5 次，持续 3 周 MT 早期介入且配合常规康复训练，上肢及手运动功能得分明显提升。此外，有案例报道 rTMS 联合镜像疗法可以进一步促进上肢和手功能恢复，该患者经过 6 周的联合治疗，明尼苏达协调性测试和 Jebsen 手功能测试得分明显提高。MT 通过中枢干预发挥作用的同时也具有外周干预作用，陈慧等联合 tDCS 与镜像疗法，观察其对改善患者上肢运动功能及大脑皮层兴奋性的联合效应，结果显示，联合治疗效果优于各种疗法单独使用；另一方面，阳极 tDCS 可以直接兴奋患侧 M1 区，而反复的 MT 训练增加外周感觉运动输入，实现"中枢－外周"运动环路，在中枢和外周的"双重刺激"下，可以促进受损区域邻近完好的神经功能重建，加速改善患者上肢及手功能。国内有研究应用基于闭环理论研发的手功能康复训练与评估系统，通过"镜像训练"模式对亚急性卒中患者进行手功能训练，健侧手佩戴传感手套，患侧手佩戴气体驱动软体手套，系统屏幕会实时反映患者手部的运动，患者注视屏幕进行"握拳－放松"训练，患侧手将与健侧手同步进行镜像运动，治疗参数为每次 30 min，1 次／日，5 次／周，连续治疗 4 周，共治疗 20 次后观察组 FMA-UE 与 FMA-UE 手部评分差值均高于对照组，证明了镜像运动模式康复机器人对卒中亚急性期手运动功能有促进作用。因此 MT 疗法就其原理和机制而言，是中枢干预的重要手段，但其具体实施过程中的手法及动作又属于外周干预，可见 MT 既兼顾了"直接"刺激损伤脑区或功能脑区等干预优点，同时又结合作业疗法、任务导向性训练、双侧训练等手段促进中枢神经系统重塑，从而加速脑卒中受损后的功能重塑。

MI 是指运动活动在内心反复地模拟排练，而不伴有明显的身体活动。MI 是一种具有潜力的中枢干预技术，能充分调动脑卒中患者的主观能动性。有研究将运动想象技术与手部机器人辅助训练结合，前者让患者中枢神经系统直接参与训练，刺激神经功能恢复，激活脑功能网络重塑。机器人技术利用运动想象原理，强调运动过程中大脑对运动的控制，通过患者存在的视觉认知功能，提高运动认知和运动表达。

BCI 技术是目前比较前沿的脑刺激中枢神经干预新方法之一，它不依赖于大脑常规输出通路（外周神经和肌肉组织），而是直接通过脑电信号来控制外部设备的脑－机通信系统，实现人与计算机之间的通信。有研究将 BCI 技术与 FES 相结合，探究它们对脑卒中后手功能障碍的治疗效果，患者经过 8 周的治疗，不仅上肢 FMA 和 Barthel 指数有显著提高，且 MoCA 评分也显著高于对照组，这说明脑－机接口不仅有助于脑卒中后手功能康复，也在一定程度上有助于患者认知功能康复（图 2-1-1）。

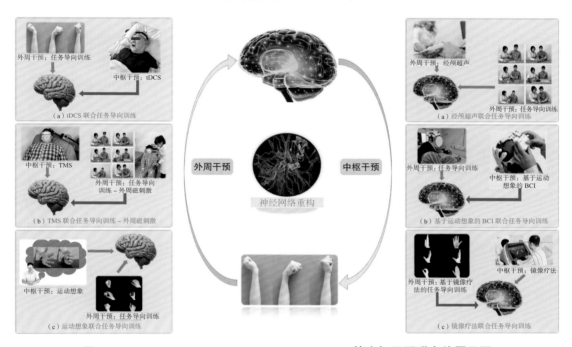

图 2-1-1　tDCS、rTMS、TUS、BCI、MI、MT 等中枢干预联合外周干预

第二节　外周干预

脑卒中后手功能"外周干预"是不直接作用于中枢神经系统的促进手功能恢复的康复治疗手段的统称，包括经典的四大技术（Bobath、Brunnstrom、PNF、Rood 技术）、作业疗法、强制性运动疗法、双侧训练、抗痉挛治疗、生物反馈技术、电刺激技术、上肢康复机器人技术、辅助支具、任务导向性训练等。这些外周干预措施通过感觉运动系统向中枢神经不断输入刺激，或者是通过强化训练正确的运动模式以促进中枢神经系统重塑，来实现脑卒中后手功能的恢复。

近年来，机器人技术取得了巨大进步，手部机器人辅助手或上肢功能训练被认为是一种有效的偏瘫上肢功能康复方法。有研究将机器人辅助任务导向训练应用于脑卒中患侧上肢功能康复中，经过2周的强化训练，两组患者上肢功能均较治疗前显著提高。上肢康复机器人优点在于重复、高强度刺激通过感觉运动系统不断向运动系统输入刺激，或是通过无错性学习以促进中枢神经系统重塑，来实现脑卒中患者手功能康复。双侧对称性训练在脑卒中后手功能康复中应用广泛，双侧训练有助于健侧大脑对患侧肢体的同侧支配。脑卒中会破坏双侧大脑胼胝体抑制通路的平衡性，采用双侧训练，使得双侧大脑抑制机制接近正常化。程迎等将手功能康复机器人联合双侧对称性训练与镜像疗法疗效进行对比，患者经过2周的治疗发现，机器人联合双侧训练组FMA上肢评分优于镜像治疗组。

EMGBFT是康复领域研究的热点，国内外研究认为该技术能够促进脑卒中患者瘫痪肢体功能恢复，但关注点多侧重于下肢功能恢复，对改善手腕部痉挛状态的研究较少。李放等采用肌电生物反馈治疗早期卒中患者，观察其对患者手腕部痉挛状态的作用，发现经过8周肌电生物反馈治疗，2组患者的AROM、FMA上肢部分及MAS评分较组内治疗前改善。根据闭环理论，常规康复训练在脑卒中康复应用中具有一定的局限性。EMGBFT是以生物反馈、运动再学习疗法为基础的物理治疗方法，其把肌电活动转化为可以感知的视听信号，患者根据信号进行自我训练。有研究将肌电生物反馈与tDCS联合，前者属于神经肌肉电刺激和生物反馈有机结合的一种治疗方法，为外周干预手段，在临床应用中疗效确切、应用成熟，而后者属于中枢干预手段，经过6周的治疗后，联合治疗组疗效明显优于单独治疗的患者。

第三节 "中枢－外周－中枢"闭环

"中枢－外周－中枢"闭环充分运用"中枢干预"与"外周干预"两大治疗手段。中枢干预旨在通过直接对相关脑区进行刺激，可提高损伤脑区周围的突触可塑性，改善大脑半球间交互抑制的失衡状态，增强脑网络之间的联系，调节局部脑血流。外周干预，主要基于脑卒中康复自然病理过程，遵循神经发育一般规律，对患者制定不同时期适合的康复治疗方案。除改善外周局部功能障碍外，可诱导突触形成，同时促进功能性突触的建立。中枢干预与外周干预相辅相成，二者有机结合形成的"中枢－外周－中枢"闭环康复理论技术，通过中枢干预促进功能脑区激活，通过外周干预强化感觉与运动控制模式对中枢的正性反馈与输入，形成的正反馈可进一步增强神经元细胞的兴奋性，加强突触的可塑性和重塑能力，促进感觉运动皮层的神经重塑，逐步修复神经系统功能。基于"中枢－外周－中枢"的闭合环路模式，有效利用中枢与外周干预之间的有机融合，形成"闭环"式信息反馈，最终结果作用于患者特定脑区或功能相关脑区。"中枢－外周－中枢"闭环对"外周干预"与"中枢干预"的功能进行互补，使之针对脑损伤后皮质功能改变的本质问题，以大脑的可塑性及神经通路的重塑为基础，促进中枢重塑和外周控制，进而促进功能恢复。因此，"中枢－外周－中枢"闭环可能基于脑的神经可塑性机制发挥作用。

此外，随着脑－肠轴、脑－肺轴及免疫学的研究不断涌现，中枢器官与外周器官、中枢系统与外周免疫系统之间的闭环式联系为闭环理念机制的探讨提供了新的思路，"中枢－外周－中枢"闭环反馈机制可能与神经免疫学的作用相关（图 2-3-1）。

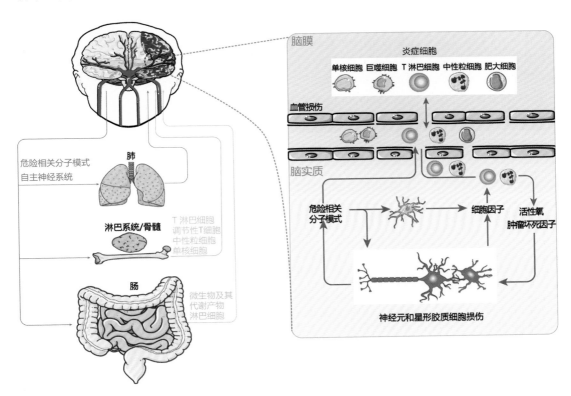

图 2-3-1 脑卒中的中枢和外周免疫反应相互作用

参考文献

[1] 刘远文，黄丽，张淑娴，等.经颅直流电刺激联合虚拟现实训练治疗脑卒中患者上肢功能的随

机对照单盲研究 [J]. 华西医学，2020，35（5）：544–549.

[2] 孙武东，蔡倩，徐亮，等 . 经颅直流电刺激联合双侧训练对脑卒中患者上肢功能恢复的影响 [J]. 中华物理医学与康复杂志，2020，42（3）：205–208.

[3] 罗亮 . 针刺联合重复经颅磁刺激对脑卒中患者上肢运动功能障碍的临床疗效研究 [D]. 福州：福建中医药大学，2019.

[4] 吴海博 . 重复经颅磁刺激治疗卒中后上肢痉挛性运动障碍的临床观察及纵向 fMRI 研究 [D]. 福州：福建中医药大学，2017.

[5] 杨延辉，张洁，董媛媛，等 . 重复经颅磁刺激联合镜像疗法对脑卒中上肢和手康复的个案报道 [J]. 中国康复理论与实践，2019，25（5）：590–592.

[6] 陈慧，蔡倩，徐亮，等 . 经颅直流电刺激联合镜像疗法对脑卒中患者上肢运动功能的影响 [J]. 中国康复理论与实践，2020，26（3）：301–305.

[7] 程迎，高晓平，陈和木，等 . 手部外骨骼机器人辅助双侧对称性训练与镜像疗法对偏瘫患者手功能的康复效果比较 [J]. 安徽医学，2019，40（12）：1319–1322.

[8] 马将，李红，史万英，等 . 任务导向性训练对上肢周围神经损伤患者肌电图及手功能的影响 [J]. 中华老年骨科与康复电子杂志，2020，6（3）：159–164.

[9] 王建民，王岳，厉坤鹏，等 . 肌电生物反馈治疗早期脑梗死后手腕部痉挛状态的疗效观察 [J]. 中华物理医学与康复杂志，2020，42（8）：709–711.

[10] 王传凯，刘兰兰，刘向云，等 . 镜像运动康复机器人对卒中亚急性期手运动功能障碍的康复效果研究 [J]. 中国卒中杂志，2021，16（3）：224–229.

第三章

"中枢 - 外周 - 中枢"
闭环康复的基本模式

第一节　大闭环康复模式

　　"中枢－外周－中枢"闭环康复理论可以将传统的外周干预和中枢干预有机结合起来，形成双向传递，根据患者功能障碍程度选择合适的治疗模式。中枢干预和外周干预手段的多样性使得以闭环康复理论为指导的闭环康复干预技术变得多样化，不同中枢干预技术与不同外周干预技术的结合形成了新的干预技术。基于此，可将大闭环康复模式理解为依据患者不同的功能障碍情况，将中枢干预（如经颅直流电刺激、经颅磁刺激、镜像疗法、脑－机接口、运动想象、经颅超声等）和外周干预（如任务导向训练、功能性电刺激、康复机器人、肌电生物反馈、强制性运动疗法、双侧训练等）技术进行不同组合的一种康复模式（图3-1-1）。

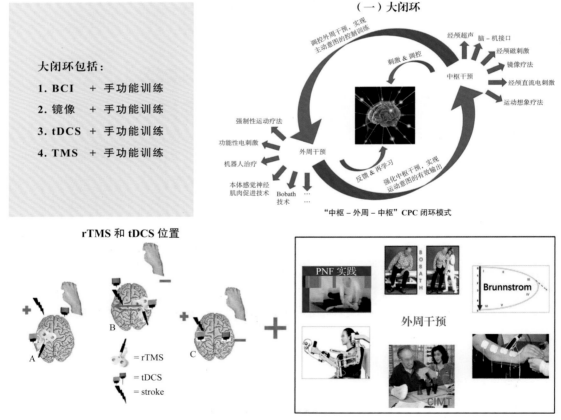

图 3-1-1　大闭环康复模式

大闭环康复模式举例:

(1)经颅直流电结合功能性电刺激的闭环康复策略:脑卒中患者在经颅直流电刺激的同时患侧上肢接受功能性电刺激治疗,形成闭环反馈,与接受 sham 组经颅直流电结合功能性电刺激的患者(没有形成闭环)相比,闭环组的上肢运动功能(FMA-UE)评分和 Broetz 手功能测试均较 sham 组显著提升,分别提高 8.53 分、11.93 分,而 sham 组的FMA-UE 评分和 Broetz 手功能测试分别提高 4.60 分、6.33 分。基于闭环康复理论的经颅直流电结合功能性电刺激技术有效改善患者的日常生活活动能力,明显缩短了患者住院康复周期。

(2)多模态镜像疗法结合任务导向训练的闭环康复策略:项目组对传统平面镜疗法进行创新,在脑卒中患者应用自主研发的多模态镜像训练后的 30 分钟内,进行任务导向训练,强化中枢与外周的联系。相比于常规康复治疗的脑卒中患者,该康复策略可以显著改善患者的 FMA-UE 和功能独立评定量表(functional independence measure,FIM)。闭环组的 FMA-UE 和 FIM 评分分别提高 17 分、17.1 分,常规康复组则分别提高 8.6 分、6.2分。闭环组的康复效果达 25.8%、13.6%,比常规康复组分别高出 12.7%、8.7%。进一步通过脑电图分析发现,该项闭环康复策略能够重塑枕叶、颞叶、顶叶及双侧中央前回与中央后回的脑网络效率,增强皮层神经振荡,改善视觉、躯体感觉和运动脑区的局部交流效率,促进大脑半球间兴奋平衡。

第二节 小闭环康复模式

与大闭环康复模式不同,小闭环康复模式依靠独立的、不与外周干预相结合的干预策略。这种干预手段可以同时刺激大脑和肢体功能。小闭环康复模式一般需要在治疗前对患者进行测试和指导,使其熟悉并配合整个干预过程。值得注意的是,小闭环康复模式建议患者进行积极想象,并通过视觉和听觉等多模式输入来控制其运动和感觉反馈。因此,小闭环康复模式一般需要靠感觉输入启动,继而通过系统调节的一个过程,如脑－机接口和镜像视觉反馈(图 3-2-1)。

小闭环康复模式举例:

(1)许多研究已将脑－机接口视为脊髓损伤等神经内科康复的闭环干预手段。通过将本体感觉和视觉反馈进行整合,患者可以控制计算机和机器人假体等辅助设备。使用脑－

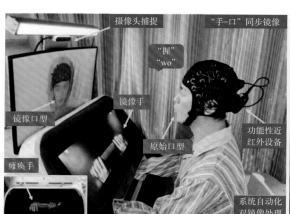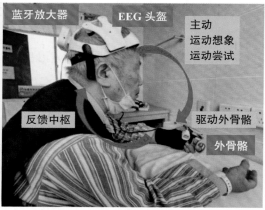

图 3-2-1　小闭环康复模式

机接口的瘫痪患者可以练习控制脑神经，建立与外周设备的联系，通过加强刺激存活的运动通路的自主性改善患者功能状态。此外，该技术在脑卒中患者中也被证明是有效的，通过提取、分析脑卒中患者在进行脑－机接口训练时的脑电信号，与外骨骼技术相结合，触发外骨骼运动反馈，形成闭环。脑卒中患者在应用该项康复策略后，FMA-UE 和运动功能状态评分比常规康复的患者分别高出 12.67 分、8.6 分，证实了基于闭环康复的脑－机接口训练能够促进患者的脑区激活与皮质重塑，提高康复疗效。

（2）MVF 是将一面镜子放置在两个肢体之间的正中矢状面上，镜子面侧向未受累肢体，以避免直接观察受累侧。要求患者尽量移动双侧肢体，同时将注意力集中在镜像侧。通过上述过程，MVF 可诱发镜像错觉激活皮层。有研究证实 MVF 在慢性脑卒中患者中可介导对侧顶叶皮层对同侧初级运动皮层的调节，提示 MVF 存在神经网络反馈。MVF 是一个连接肢体活动和大脑激活的小闭环。基于闭环策略，我们设计了一种新型的多模态 MVF，患者可以接收视觉、触觉、听觉、本体感觉等多个感觉输入。我们的研究也证实了基于小闭环模式下的多模态 MVF 能够改善亚急性脑卒中患者的运动功能。

第三节　微闭环康复模式

微闭环康复模式主要以大脑为中心，这种模式所产生的变化可能存在于大脑的两个半球之一，从而诱导半球内神经可塑性。同时也可能存在于两个半球的变化中，从而引起半球间神经可塑性。微闭环康复模式可以解释为半球内或半球间的调节效应，电刺激和磁刺激都可以对大脑产生这种微闭环的调节（图3-3-1）。

微闭环模式举例：

经颅直流电刺激、经颅磁刺激等脑刺激技术是形成微闭环康复模式的主要途径。通过在大脑上施加一个阳极和一个阴极，tDCS能够激活或抑制半球神经元兴奋性。通过对大脑施加高频或低频，TMS能够激活或抑制大脑半球神经元兴奋性。这种现象通常通过功能磁共振成像等影像学技术和脑电图等电生理技术来检测。研究已证实TMS与EEG相结合的微闭环模式的有效性。

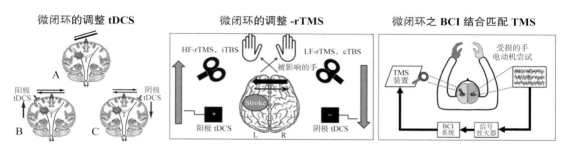

图 3-3-1 微闭环康复模式

参考文献

[1] SHAHEIWOLA N，ZHANG B，JIA J，et al. Using tDCS as an add-on treatment prior to fes therapy in improving upper limb function in severe chronic stroke patients：a randomized controlled study[J]. Frout Hum Neurosci，2018，12：233.

[2] DING L，WANG X，CHEN S，et al. Camera-based mirror visual input for priming promotes motor recovery，daily function，and brain network segregation in subacute stroke patients[J]. Neurorehabil Neural Repair，2019，33（4）：307-318.

[3] SALEH S，YAROSSI M，MANUWEERA T，et al. Network interactions underlying mirror feedback in stroke：a dynamic causal modeling study[J]. Neuroimage. Clin，2017，13：46-54.

[4] BERGMANN T O，MÖLLE M，SCHMIDT M A，et al. EEG-guided transcranial magnetic stimulation reveals rapid shifts in motor cortical excitability during the human sleep slow oscillation[J]. J Neurosci，2012，32（1）：243-253.

第四章
"中枢 – 外周 – 中枢"
闭环康复相关评估

第一节　中枢评估

一、经颅磁刺激

经颅磁刺激（transcranial magnetic stimulation，TMS）是一种非侵入性脑部刺激技术，常用于进行神经系统检测和治疗。TMS 用作评估手段，可用于检测大脑皮质兴奋性及神经传导系统完整性。

运动诱发电位（motor evoked potential，MEP）及其潜伏期是检查运动神经系统功能的神经电生理方法。大脑皮层运动区受磁刺激后，将产生的神经冲动经延髓锥体交叉到对侧，大部分通过脊髓侧索的皮质脊髓侧束向下传递，再传导到相应脊髓前角运动细胞，沿脊神经分布于外周神经至肌肉，还有一部分延髓传出的电信号，沿脊髓前索下降，在脊髓前束中交叉到对侧前角运动细胞。可在对侧肢体的肌肉处检测到 MEP。MEP 的潜伏期是从刺激开始到出现运动反应的时间，包括大脑皮层兴奋所需时间、皮质脊髓束冲动传导时间、脊髓前角细胞兴奋和传导冲动所需时间。MEP 波幅和其潜伏期不仅可以反映大脑运动皮层兴奋性，还是反映中枢运动传导通路功能的客观指标，可反映锥体束受损的严重程度。发生病变时，可能会出现波幅降低和潜伏期延长。

中枢运动传导时间（central motor conduction time，CMCT）是指从大脑皮质到脊髓 α 前角运动神经元的传导时间，可由潜伏期时间减去周围神经传导时间得到。周围运动神经传导时间可由磁刺激脊髓神经根测量 MEP 的潜伏期而得。与 MEP 相比，CMCT 少了脊髓到肌肉冲动传导所需要的时间，因此，可以更好地反映中枢神经系统的完整性及功能状态。

静息运动阈值（rest motor threshold，RMT）是进行 TMS 治疗前需要测量的指标，主要用于评价皮质脊髓束的兴奋性。让患者保持放松状态，取坐位或仰卧位，使用单脉冲模式刺激利手侧拇指运动区皮层（M1），刺激 10 次，其中 5 次可以诱发拇指外展肌运动（拇短展肌诱发电位达到 50 微幅以上），该刺激强度能量为 RMT。

皮质静息期（cortical silent period，CSP）表现为对侧目标肌肉自主收缩活性受到抑制即从记录到磁刺激 MEP 后该肌肉恢复肌电图活性的时间间隔。刺激一侧皮质可记录同侧静息期。静息期早期成分和后期分别表现为脊髓运动神经元抑制和皮质运动神经元的抑制。静息期主要经胼胝体传导通路调节，所以若胼胝体联合病变则静息期延迟或消失。

二、功能磁共振

静息态功能磁共振技术（resting-state functional magnetic resonance imaging，rs-fMRI）是

被试者在清醒、静止不动、平静呼吸、避免任何思维活动的情况下进行磁共振扫描，用于反映脑功能活动内在特征。rs-fMRI 以血氧水平依赖成像序列（blood oxygenation level dependent，BOLD）信号为媒介，利用脱氧血红蛋白的顺磁性，显示脑血流量和耗氧量随着脑功能区局部活动变化引起的增幅差异，间接反映神经元的自发活动，因此 BOLD 信号被认为是主要反映神经元群兴奋性的输入（同步的突触后活动）。在静息状态下，大脑有非常重要的活动，并且在某些层面，在患者执行任务时与静息时有着类似的大脑激活。在 rs-fMRI 的计算中有整合、局部及图论等方法。在基于整合的方式层面，常有功能连接（functional connectivity，FC），即远隔部位的神经生理事件间的统计相关性，独立成分分析（independent component analysis，ICA），有效连接（格兰杰因果）等；局部属性参数方面，有反映局部神经活动强度的低频振幅（amplitude of low frequency fluctuation，ALFF）、局部 BOLD 信号的一致性度量指标、局部一致性；对于图论，可反映功能连接的网络属性。

我们使用 rs-fMRI 探索脑卒中后的运动、语言功能等恢复机制。在脑卒中后手功能的预后方面，我们探索了 ReHo 值与 FMA 之间的关系，发现在对侧中央前回与额中回的脑区和患者亚组之间发现了显著的相互作用。在语言方面，我们探讨间断爆发模式脉冲刺激（intermittent theta burst stimulation，iTBS）对受损半球初级运动皮层（M1）对脑卒中后失语（post stroke aphasis，PSA）患者大脑功能活动和连通性的直接影响。对 16 例脑卒中后失语患者行 iTBS，300 秒 800 次。所有患者在 iTBS 干预前后立即进行了运动、语言和认知评估及静息态功能磁共振成像扫描。基于脑区、种子点的连通性和基于图论的 fMRI 用于分析 iTBS 干预的即时功能效果，包括 fALFF、度中心性（degree centrality，DC）和左 M1 区域同整个大脑的 FC。结果显示，经过 iTBS 干预一段时间后，患者大脑的 fALFF、DC 和 FC 值发生了显著变化。DC 值在右侧额中回和部分左侧顶叶显著增高，而右侧额叶内侧和左侧部分脑内皮层的 fALFF 值显著降低，左侧 M1 区与左侧额上回之间的功能连接强度降低。研究结果为 iTBS 在同侧 M1 上诱导 PSA 患者的神经活动和运动、语言等脑区功能连接改变提供了初步证据，可能促进神经可塑性和功能恢复。

功能磁共振对于了解大脑细微结构、代谢活动是一个重要的手段，是评价脑卒中皮质改变最常用的神经成像工具之一。rs-fMRI 是通过静息状态下的 BOLD 信号来反映大脑的功能变化，FC 是计算各靶点脑区、重要体素节点相互关联的重要指标，体现了神经元激活模式的时间依赖性，为在进一步计算全脑网络连接中提供重要信息。因此，在神经康复领域中，我们不仅关注各种干预手段带来的肢体功能宏观改变，同时我们更需要借助各种影像设备，去研究大脑层面的变化，探索引起肢体功能变化的大脑的各种变化，从根本上推动神经科学的发展。

三、功能性近红外光谱

（一）功能性近红外光谱（functional near-infrared spectroscopy，fNIRS）原理

近红外光是介于可见光和中红外光之间的电磁波，波长为 650~950 nm。近红外光与生物组织主要作用有两种：吸收和散射。近红外光在生物组织中高度散射，并且近红外光被吸收的波长存在差异。在大脑中吸收近红外光的物质主要有三种：水、氧合血红蛋白（HbO_2）和脱氧血红蛋白（HbR）。近红外光对人体组织的良好穿透性及血氧含量变化可引起组织光学特性差异。其基本原理的重要理论是神经血管耦合效应，指的是大脑神经活动与脑血流、血氧间的一系列复杂的联系，由大脑微环境中的神经元、神经胶质细胞、神经递质、化学分子等共同参与，大脑需要通过血液的新陈代谢获得氧气，供给神经元活动，大脑神经元在活动过程中，局部区域会出现脑血流量升高，血液 HbO_2 和 HbR 浓度发生变化。在近红外波段，氧合血红蛋白和脱氧血红蛋白对其的吸收率存在差异。通过探测吸收谱，根据 Beer-Lambert 定律，可以实时检测出大脑局部区域氧合血红蛋白与脱氧血红蛋白的相对浓度数据，基于以上理论大脑神经活动的活跃性可以通过血氧含量变化间接反映出来，从而获得认知活动中脑组织局部代谢变化及脑功能活动情况。

（二）功能性近红外光谱优势

与功能磁共振成像和 PET 相比，便携式 fNIRS 设备检测更简单，易于佩戴和取下，不限制活动，成本更低，不会给患者带来太多负担。EEG 和事件相关电位（event-related potential，ERP）对伪影敏感，容易受到汗液和肌肉运动的干扰，而功能磁共振成像对头部运动非常敏感，因此需要严格的头部固定。fNIRS 对运动伪影不敏感，更适合于具有交互需求的实验。虽然 fNIRS（10~20 mm）的空间分辨率不在功能磁共振成像的水平（<4.0 mm），但仍优于 EEG/ERP。由于其相对较高的时间分辨率（10 Hz），可以更准确地捕捉血流动力学的变化，因此更适合于更高认知领域的大脑区域功能连通性研究。根据功能磁共振成像原理，磁共振信号往往滞后于神经或生理反应，无法准确、实时地反映大脑活动。然而，由于使用放射性示踪剂，PET 检测很难在短时间间隔内实现重复测量。相比之下，fNIRS 在实时和连续监测方面具有独特的优势，特别是在认知障碍患者的执行能力、言语功能、记忆任务等的动态分析方面。fNIRS 不受环境和设备条件的限制，也可用于不能适应功能磁共振成像的特殊人群，更适合于在自然情况下检测大脑认知活动。fNIRS 可与脑电图、功能磁共振成像和 PET 同时监测，并可用于大样本数据采集（图 4-1-1）。目前，许多研究试图结合多种检测技术来实现最佳的成像分析。

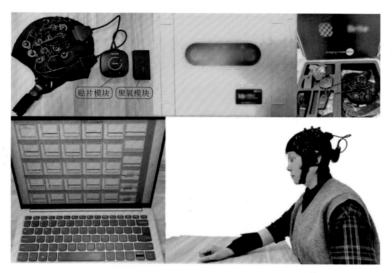

图 4-1-1 fNIRS 采集过程及示意

（三）功能化近红外光谱在脑卒中康复评估中的应用

fNIRS 提供了一种实时可视化检测方法，用于观察康复训练期间大脑皮层的激活情况，并指导临床康复干预实施计划的设计和患者的疗效评估。fNIRS 在脑卒中康复领域的临床应用包括运动、认知、语言和其他功能障碍。脑卒中后神经功能重塑是功能恢复的重要机制之一。通过 fNIRS 检测的皮质活动可用于评估皮质和皮质下卒中的脑功能重塑。fMRI 研究证实皮质下卒中导致皮质功能活动和功能重组的改变。因此，fNIRS 结合特定的功能任务范式，可以实时动态检测脑卒中患者在任务执行过程中的脑功能活动，完整评估脑卒中患者的脑激活模式，并反映患者的神经功能重塑。例如，在 kato 等的研究中，功能磁共振成像和 fNIRS 分别用于观察 6 名脑卒中患者和 5 名正常对照者在上肢运动任务期间的皮层激活。两种成像方法均观察到同侧运动皮层的代偿激活。Takeda 等使用 fNIRS 测试了脑卒中患者在执行相同手部动作时初级感觉运动皮质激活偏侧性纵向变化，发现卒中患者在卒中早期一侧的手部运动激活双侧感觉运动皮质，运动前皮质和康复受损半球激活增加，随着脑卒中患者运动功能的恢复，大脑激活模式趋于正常。这种激活模式在功能磁共振成像研究中也得到了证实。

四、脑电图

（一）脑电图概述

脑电图（electroencephalogram，EEG）是记录脑神经细胞电生理活动在大脑皮层或头皮表面的信号，具有一定的规律性，当脑部尤其是皮层发生病变时，规律性受到破坏，波形发生变化，通过对波形进行分析，可辅助临床对脑部疾病的诊断、对疾病与功能预后评估。

EEG 作为一种高时间分辨率、成本低并可实时动态监测的神经电生理评估方法，已在康复领域中被广泛应用（图 4-1-2）。EEG 可分为侵入式采集、部分侵入式采集和非侵入式采集三种。

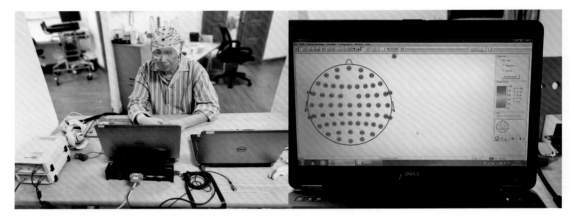

图 4-1-2　脑电图评估过程及示意

（1）侵入式 EEG：通过外科开颅手术将电极阵列植入颅内，其优点是脑电信号精度较高，噪音较小，缺点是不能保证脑内电极长期保持结构和功能稳定，容易引发免疫反应和愈伤组织，进而导致信号质量衰退，甚至消失。

（2）部分侵入式 EEG：一般植入到颅腔内，位于灰质外，其空间分辨率不如侵入式，但是优于非侵入式。

（3）非侵入式 EEG：主要测量头皮表面的 EEG 信号，将电极按一定规则（国际 10-20 或 10-10 标准系统）贴附在头皮上来保持良好的机械接触和导电性而直接获得。相对于侵入式优点是更加简单、安全，实验时间也大大缩短，但是信号精度低、噪音较大。非侵入式 EEG 更常用于康复领域。

（二）脑电图在康复评估中的应用

（1）ERP 是一种特殊的脑诱发电位，具有特定的波形和电位分布，且只有在特定的部位才能被检测出来。ERP 的潜伏期与刺激之间有着严格的锁时关系，即在给予刺激时几乎立刻或在一定时间内瞬时出现。在脑卒中，P200、P300、N400、失匹配负波（mismatched negativity，MMN）常用于研究认知功能、语言功能、抑郁的评估，运动相关电位（movement related cortical potential，MRCP）则主要反映运动计划、运动准备、运动表现控制、运动执行的皮层过程。

（2）事件相关同步化/去同步化（event-related synchronization/event-related desynchro-nization，ERS/ERD）：运动想象或实际运动引起特定频段内脑电活动能量的增加称作ERS，引起脑电活动能量下降称作ERD，具有锁时不锁相的特性。ERD/ERD更多用于分析基于运动想象/运动准备等BCI训练前后的大脑变化，主要涉及α、β、μ等频段。也可用于反映感觉运动皮层的激活与失活、疼痛感知、面部情绪或与ERS联合分析认知、心理等功能。ERS/ERD属于任务态脑电，在脑电采集之前，根据研究或评估需要设计任务态范式。一些研究以反复的手张开、肩肘关节的水平移动或屈曲伸展，以及常见的运动想象任务作为任务态脑电的评估范式。

（3）静息态脑电图（resting-state EEG，rsEEG）：一般是在受试者睁眼或闭眼状态下采集一定时长的脑电信号进行分析。评估脑卒中患者静息态脑电信号分析可分为传统脑电图和功能网络两大类。传统脑电图分为定性EEG和定量EEG。定性EEG一般是异常的脑电信号如癫痫样放电、周期性放电等特定的脑电图模式，可分析其在脑卒中预后、癫痫发作或不良结局的意义与价值。定量EEG包括DAR比值（δ/α）、DTABR值[（$\delta+\theta$）/（$\alpha+\beta$）]、脑对称指数（brain symmetry index，BSI）等常见的分析指标，是将EEG的基本要素经函数模型转化为各种量化参数。研究表明，DAR比值越大，脑卒中患者的神经功能预后越差，δ波和θ波的BSI与上肢运动功能缺损呈负相关。功能网络主要是分析不同通道、不同脑区或不同皮层网络的功能连接，并进一步分析其网络属性，如聚类系数、平均最短路径长度、全局效率、局部效率、同配系数、节点度、中间中心度等全局或局部属性。常见的功能连接指标有皮尔森相关系数（Pearson correlation coefficient）、波谱相干（spectral coherence）、互信息（mutual information，MI）、相锁值（phase locking value，PLV）、相滞指数（phase lag index，PLI）、加权PLI（weighte d phase-lag index，WPLI）、部分有向相干（partial directed coherence，PDC）、有向传递函数（direct transfer function，DTF）、同步似然指数（synchronization likelihood，SL）、转移熵（transfer entropy，TE）、部分转移熵（partial transfer entropy，PTE）、相位斜率指数（phase slope index，PSI）等。有关不同功能网络在评价脑卒中后功能损伤或功能预后方面的意义与价值目前比较混乱，其应用还有待研究与完善。

（4）TMS-EEG联合评估：单独的TMS或EEG评估可获得的信息有限，将TMS与EEG联合应用，通过EEG获取TMS引起的皮层变化、刺激响应特征等有助于我们进一步探索脑卒中患者各脑区功能、神经环路、关联脑区或脑网络间的相互作用及其因果关系，也可用于研究镜像疗法、脑－机接口、经颅直流电刺激等康复治疗技术的作用机制或用于探索脑卒中是否能形成闭环反馈的评价指标，拓展了脑卒中康复的研究方法。TMS诱发的脑电信号特征可分为三类：TMS诱发电位（TMS-evoked potentials，TEPs）、TMS诱发的神经振荡、TMS-EEG 的连通性研究。具有不同运动功能恢复潜力的脑卒中患者，在患侧 M1 区的 TMS-EEG 具有不同的响应模式，程度较轻的患者诱发两侧半球分化且持续的脑电反应，与健康人的双侧激活模式相似，而程度严重的患者诱发缓慢而简单的局部反应。在卒中 20 天内测量到的 TMS 诱发的 α 振荡与在 40 天和 60 天评估时更好的功能恢复有关，TMS 诱发的 α 振荡活动是脑卒中恢复的潜在神经生理标志物。

（5）fMRI/fNIRS-EEG 联合评估：fMRI、fNIRS 与 EEG 联合应用可以同时具备高时间分辨率、高空间分辨率的优点，但测量设备要求更高，其数据分析复杂度更高，故其应用不如单一的 EEG 或 fNIRS 普及。

（6）EEG-EMG 联合评估：脑电图和肌电图的结合被认为是提高康复效果的潜在突破途径，可同步收集皮层和肌肉水平的生物信号，这在康复领域中已十分常见。目前应用较多且被认可的 EEG-EMG 指标为皮质－肌肉一致性，用于评估皮层与肌肉的耦合程度，可为神经运动损伤和康复运动改善提供进一步的信息。

五、弥散张量成像

弥散张量成像（diffusion tensor imaging，DTI）是近几年新研究的磁共振影像新技术，通过处理技术可以显示人体正常生理状态下大脑的实时细微结构变化，即白质纤维束的完整程度，这也是目前唯一一种能够直接在活体上显示及观察白质纤维束结构的新技术（图 4-1-3）。其物理基础是组织中水分子的自由弥散过程。弥散张量模型为组织中的水分子弥散运动在空间中的偏好方向，以及在不同空间方向上的弥散运动的差异程度（即各向异性）。

DTI 常用参数主要包括三类：①平均弥散度（mean diffusivity，MD）：是体素内水分子在各方向上弥散速率的平均。一般认为，平均弥散度反映了组织总体的弥散速率、屏障性结构的存在情况，以及一些可能造成弥散速率变化的病理状态（比如细胞毒性水肿），MD 越大，组织内所含的自由水分子越多。②弥散的各向异性程度（degree of anisotropy，DA）：是组织内每个体素内的水分子在不同方向上弥散速率的差异程度，可来源于有组织的弥散过程，与组织内有向性结构（如脑白质纤维束）的存在和完整度有关，用来衡量各向异性的参数很多，主要有分数各向异性（fractional anisotropy，FA）。③主要弥散方向，即弥散椭球体的三个轴／特征方向的空间指向，可以提供有向性结构的方向信息，在脑白质内，常反映体素内白质纤维束的空间分布和走行方向。FA 值目前应用较为广泛，因其可提供较好的灰白质对比，易于选择感兴趣区域；并且其结果不随坐标系统旋转方向的改变而改变，结果较为稳定。

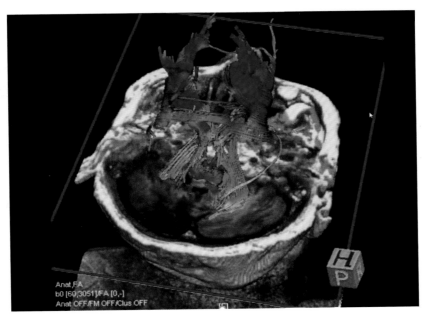

图 4-1-3　弥散张量成像

DTI 广泛应用于神经科学领域。Stinear CM 等学者对脑卒中后上肢手功能恢复的结局进行研究，并提出 PREP 计算公式（图 4-1-4）。72 小时内进行肩外展和手指伸展 MRC 评估，评分之和为 SAFE，大于 8 分则提示恢复完全；卒中后 5~7 天使用 TMS 对皮质脊髓束完整性进行评估，腕伸肌或第一背侧骨间肌记录到诱发运动诱发电位则提示恢复较好。卒中后 10 天行 DTI 检测，计算内囊后肢各向异性（FA 值），不对称指数 0.15 可区分恢复有限和恢复较差。在各种神经纤维束的研究中，DTI 在单侧皮质下卒中的皮质脊髓束损伤较为广泛。Karbasforoushan H 等学者使用 DTI 技术对脑卒中患者包括皮质脊髓束在内的网状脊髓束、内侧纵束等纤维束进行研究，发现脑卒中患者皮质脊髓和球脊髓束白质完整性降低，包括内侧网状脊髓束、外侧网状脊髓束和内侧纵向束（即下行内侧前庭脊髓束），但脑卒中患者接受来自未损伤运动皮质投射的内侧网状脊髓束白质完整性增加，外侧皮质脊髓束白质完整性降低，内侧网状脊髓束白质完整性增加与这些个体的运动损伤严重程度相关。综上所述，DTI 可以用于显示各种纤维束的完整性，不仅可以从细微结构层面显示患者当下的损伤情况，动态监测还可对未来的疾病诊疗有初步的预测作用，指导医疗决策。

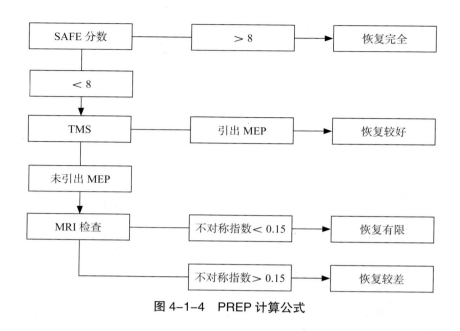

图 4-1-4　PREP 计算公式

第二节　外周评估

一、量表评估

中枢的特定脑区支配着外周特定身体部位的功能，外周身体部位的功能障碍也体现了中枢相应脑区的损伤，在评估中可通过主观或客观的外周功能量表评估结果映射到受损的中枢脑区，借助影像学等技术实现相应脑区的直观指标或成像，指导或完善外周的量表评估，二者相结合形成"中枢—外周—中枢"的闭环康复模式，有效利用中枢评估与外周评估之间的信息融合，最终得出患者功能障碍程度评估结果，为康复治疗计划的制订及预后提供有效的参考。

（一）运动功能评估

1.肌力

采用徒手肌力评定法，常根据 Lovett 肌力分级标准进行分级（表 4-2-1、表 4-2-2）。

表 4-2-1　Lovett 肌力分级标准

级别	名称	标准	相当于正常肌力的比例（%）
0	零（Zero，0）	无可测知的肌肉收缩	0
1	微缩（Trace，T）	有轻微收缩，但不能引起关节活动	10
2	差（Poor，P）	在减重状态下能做关节全范围运动	25
3	可（Fair，F）	能抗重力做关节全范围运动，但不能抗阻力	50
4	良好（Good，G）	能抗重力、抗一定阻力运动	75
5	正常（Norlmal，N）	能抗重力、抗充分阻力运动	100

表 4-2-2　Lovett 肌力补充分级标准

级别		标准
	0	肌肉无任何收缩
1	1	有轻微肌肉收缩，但不能引起关节活动
	1+	有比较强的肌肉收缩，但没有关节活动
2	2-	减重时可做关节大部分范围活动（ROM > 50%）
	2+	减重时做关节全范围活动，抗重力做小部分范围活动（ROM < 50%）
3	3-	抗重力做关节大部分范围运动（ROM > 50%）
	3+	抗重力做关节全范围活动，抗较小阻力做部分范围运动（ROM < 50%）
4	4-	抗部分阻力做关节大部分范围活动（ROM > 50%）
	4+	抗充分阻力做关节小范围活动（ROM < 50%）
5	5-	抗充分阻力做关节大部分范围活动（ROM > 50%）
	5	抗充分阻力做关节最大范围活动（ROM=100%）

2. 肌张力

肌张力分为弛缓性肌张力评估和痉挛评估。

（1）弛缓性肌张力评估（表 4-2-3）。

表 4-2-3　弛缓性肌张力的分级

级别	评定标准
轻度	肌张力降低；肌力下降；将肢体置于可下垂的位置上并放开时，肢体只能保持短暂的抗重力，旋即落下；仍存在一些功能活动
中到重度	肌张力显著降低或消失；肌力 0 级或 1 级（徒手肌力检查）；把肢体放在抗重力肢位，肢体迅速落下，不能维持规定肢位；不能完成功能性动作

（2）痉挛评估：最常使用的是改良 Ashworth 指数（MAS），此外还有改良 Tardieu 指数（Modified Tardieu Scale，MTS）。

①改良 Ashworth 指数：主要在被动活动关节的情况下，通过阻力出现的角度大小和性质判断痉挛程度的高低，阻力出现的角度越小，范围越广，则肌肉痉挛越严重（表 4-2-4）。

表 4-2-4　改良 Ashworth 指数

级别	评定标准
0 级	无肌张力增加
Ⅰ级	肌张力轻微增加，受累部分被动屈伸时，在 ROM 末出现突然卡住然后呈现最小的阻力或释放
Ⅰ＋级	肌张力轻度增加，表现为被动屈伸时，在 ROM 后 50% 范围内出现突然卡住，然后均呈现最小的阻力
Ⅱ级	肌张力较明显的增加，通过 ROM 的大部分时肌张力均较明显的增加，但受累部分仍能较容易地被移动
Ⅲ级	肌张力严重增高，进行 ROM 检查有困难
Ⅳ级	僵直：受累部分被动屈伸时呈现僵直状态，不能活动

②改良 Tardieu 指数：依次在 3 种不同速度牵伸肌肉的情况下（最慢速度、自由下坠速度、最快速度），通过阻力出现的角度大小和阻力性质评价肌肉痉挛的程度，越慢的牵伸速度下，阻力出现的角度越小，范围越广，则痉挛越严重。

3. 专用量表

（1）Fugl-Meyer 评估表：是基于 Brunnstrom 理论框架，专门为脑卒中患者设计的运动功能评估方法。它包括了以下五个方面的内容：运动、感觉、平衡、关节活动度和疼痛，共有 113 个评估项目，满分为 226 分，包括运动 100 分、平衡 14 分、感觉 24 分、关节活动度 44 分、疼痛 44 分。

（2）运动功能状态量表：是基于 FMA 上肢运动部分设计的上肢功能评估方法，内容包括肩 17 项、肘前臂 6 项、腕 3 项和手 18 项，共 44 项。

（3）运动评估量表：共包括 9 个评估项目，内容以患者的身体综合运动能力和肌张力为主。

（4）Brunstrom 偏瘫六阶段分级法：该方法针对上运动神经元损伤后的肢体恢复过程，大致分为 6 个阶段。阶段Ⅰ：患侧肌肉呈弛缓状态，肌张力消失；阶段Ⅱ：出现肌张力、痉挛和联合反应，患者试图主动活动时出现不伴有关节活动的微弱肌收缩；阶段Ⅲ：患者可随意引起不同程度的共同运动或其组成成分，痉挛明显，达到病程中的极值；阶段Ⅳ：

共同运动模式开始被打破，出现脱离共同运动模式的分离运动，痉挛减轻；阶段Ⅴ：分离运动进一步改善，可以完成较难的功能活动，痉挛明显减轻；阶段Ⅵ：共同运动模式完全消失，痉挛基本消失或轻微可见，协调运动、运动速度大致正常。

4. 功能性活动评估

（1）上肢与手功能性活动评估：①加拿大作业表现量表（The Canadian Occupational Performance Measure，COPM）：患者对3个方面（自我照顾、生产和娱乐）的一些活动做出的表现和满意度主观描述并打分。它是典型的以患者为中心的评估，可以作为评估流程的第一步。此量表是半结构式评估、基于访谈及自我描述形式的评分量表、等级式评估量表，适用于7周岁以上有功能障碍和残疾的患者。②上肢运动研究量表（action research arm test，ARAT）：主要用于评估脑卒中后患者上肢与手功能的康复情况。③Wolf上肢功能测试量表（Wolf motor function test，WMFT）：是一种上肢功能评估方法，用于判断脑卒中及脑外伤后强制性使用疗法的效果，除了可以判定患者完成每一项作业活动的质量，还可以测定患者完成作业活动的时间，可敏感地发现各种治疗方法对于患者功能改善的细微影响。④上肢运动能力（arm motor ability，AMA）测试量表：包括功能性活动测评、动作完成质量及完成时间，主要用于评估强制性疗法对患者上肢日常生活能力的改善情况，侧重于与手功能相关的功能评定。⑤上肢功能评定量表（disability of arm-shoulder-hand，DASH）：可全面评估患者的上肢残疾程度，包括急、慢性疾病躯体，社会及心理障碍，该量表由30个项目组成，每项15分，内容均是与日常生活活动相关的活动和症状，其正常值随年龄和性别调整。⑥Lindmark评定法：在FMA基础上修改而成，与FMA相比，Lindmark评定法增加了身体姿位变换和行走能力两个方面的评定，评分由3级增加到了4级（0～3分）。⑦上肢功能指数评定量表（upper extremity functional index，UEFI）：是一项有关社会功能和身体活动方面的自我评定量表，共20项条目，其中第1、2项反映社会功能，其余18项反映身体活动情况。每项评分根据患者完成的难易程度分为5个等级，满分为80分，总分越低，表示残疾程度越严重。⑧Chedoke手与上肢活动目录－7项条目：是一种任务活动执行类的量表，适用于中枢神经损伤后一侧上肢轻瘫患者，评估时并不限制具体是用健手还是患手，只根据患者执行任务的情况和质量来进行等级得分评价。⑨手功能分级表：是目前临床常用的评价手功能实用能力的量表，其能评定手的抓、握、侧捏、捏、放置等功能。⑩Michigan手功能问卷表：是一种特定评测手功能的量表，其与DASH的不同点在于评定功能更侧重于手部，而非患者上肢，无优势侧差异。⑪Exacta手功能评估套件（图4-2-1）：集合了握力计、捏力计、手指单平面量角器、单丝测试套件、二点辨别觉测试用具、皮尺、关节量角器、手指圆周测量器，评估内容包括握力，捏力，两点辨别觉，手指远、近端的围度，手指关节活动度，神经感觉测试，腕肘等大关节的主、被动关节活动度，肢体长度。手功能评估箱八件套通过对手指各关节活动度、肌力、感觉恢复、水肿消退程度等进行量化的评估，真实反映患者康复各个时期手功能的改善程度，是目前国际上通用的一种手功能评估工具。

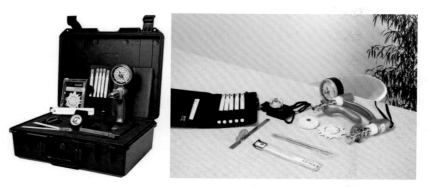

图 4-2-1　Exacta 手功能评估套件

（2）下肢功能性活动评估：①Berg 量表：对患者的平衡功能进行评估，包括 14 个项目，满分为 56 分，< 40 分表示平衡障碍，有摔倒的危险性。②"起立 – 行走"计时测试（time up and go test，TUG）：是对患者平衡功能进行评估的一种方法，该测试要求患者从座位站起来，向前走 3 米，记录折返回来的时间并观察在行走中的动态平衡，用时 7 ~ 10 秒为正常；10 ~ 20 秒为可疑异常；> 20 秒为异常。③Holden 步行功能分类：反映患者的步行功能，分为 0 ~ V 级，0 级：无功能；I 级：需大量持续性的帮助；II 级：需少量帮助；III 级：需监护或语言指导；IV 级：平地上独立；V 级：完全独立。④Hoffer 步行能力分级：分为 4 个等级，I 级：不能步行；II 级：非功能性步行；III 级：家庭性步行；IV 级：社区性步行。⑤10 米最大步行速度测试：在起点到终点直线距离为 14 m 的平地上用彩色脚步标记测试的起点、2 m 点、12 m 点和终点，让患者以最快的速度从起点走到终点，并用秒表将患者从 2 m 点至 12 m 点所需的时间记录下来，能够反映患者的步行功能。

（二）吞咽功能评估

（1）吞咽困难评价标准：本评估量表中包括了康复训练方法的选择，以营养摄取途径为线索来反映经口进食的能力，分数从 0 ~ 10 分，分数越高反应吞咽困难的程度越轻，10 分表示正常吞咽功能。

（2）洼田饮水试验：患者取端坐位，摄入 30 毫升温开水，观察所需时间及呛咳情况。

（3）洼田吞咽能力评定法：本量表提出了 4 种能减少误吸的条件，分别是食物种类、帮助的人、进食方法和时间，并按照患者所需条件的多少及种类分为 6 个等级，级别越低表示吞咽障碍越重，6 级为正常。

（4）吞咽障碍程度分级：该量表分为 4 个层次，分别是正常、轻、中、重，将营养摄取途径和所能吞咽食物的种类作为线索，由严重吞咽困难至正常吞咽功能共分为 10 级。

（5）吞咽功能障碍评价标准：该量表着重在吞咽肌肌力的评定，根据肌力减弱的程度分为 4 个等级，1 级为肌力正常。

（6）吞咽功能分级标准：该量表结合了症状和康复锻炼方法，将吞咽困难分为 7 级。

（7）脑卒中患者神经功能缺损程度评分标准中的吞咽困难亚量表：该量表分为 5 个等级，0 分表示正常。

（8）多伦多床旁吞咽筛查试验：该量表是一种具有一级循证医学证据的吞咽障碍筛查量表，以洼田饮水试验为主，由饮水试验、舌的活动、饮水前发声和饮水后发声 4 个部分组成。

（9）功能性摄食量表：该量表是反映吞咽障碍患者功能性口服摄入量的序数量表。

（10）Gugging 吞咽功能评估表：该量表包含 4 个测试，有吞咽试验与直接吞咽试验两部分，每个测试的最高分是 5 分，其中任何一项测试没达到 5 分即停止评估，若总分低于 20 分则建议行吞咽造影（video fluoroscopic swallowing study，VFSS）或软管喉内镜检查（flexible endoscopic examination of swallowing，FEES）。

（三）言语－语言功能评估

1. 失语症评估

（1）Halstead-Wepman 失语症筛选测验：除了包括对言语理解接收表述过程中各功能环节的评价外，同时包括对失认症、口吃和言语错乱的检查。

（2）标记测验：用于对言语理解能力的评估，主要评估对象是失语障碍表现轻微或完全没有的患者，对语言功能的损害反应敏感。

（3）波士顿针对性失语检查：包括语言和非语言功能的检查、语言交流及特征的定量与定性分析、确定言语障碍程度及失语症分类。

（4）西方失语成套测验（Western Aphasia Battery，WAB）：该测验会给出一个可以分辨出是否为正常语言的总分，称为"失语商"。WAB 还可以测出操作商（PQ）和皮质商（CQ），PQ 能够用于了解大脑的阅读、书写、运用、结构、计算和推理等功能；大脑认知功能可以通过 CQ 来了解。

（5）汉语标准失语症检查（China rehabilitation research center aphasia examination，CRRCAE）：该检查由两部分内容组成，其中第一部分内容是让患者回答 12 个问题，根据其回答情况反映其语言的一般情况，第二部分内容包括 30 个分测验，共有 9 个大项目。

（6）汉语失语成套测验（aphasia battery of chinese，ABC）：可区别言语正常和失语症，对脑血管病语言正常者，也可检测出某些语言功能的轻度缺陷。

2. 构音障碍评估

Frenchay 评定法：根据损伤的严重程度，将每项评估分为 a～e 五级，a 表示正常，e 表示严重损伤，共有 8 个方面 28 个小项目。

（四）认知功能评估

1. 意识状态评定

格拉斯哥昏迷量表（Glasgow Coma Scale，GCS）总共 15 分，最低分 3 分，< 8 分表示重度损伤，预后差，9～11 分表示中度损伤，≥ 12 分表示轻度损伤。≤ 8 分提示有昏迷，≥ 9 分提示无昏迷，分值越低，预示着病情越重。患者 GCS 评分达到 15 分时才有可能配合检查者进行认知功能评定。

2. 认知功能障碍筛查

（1）简易精神状态检查量表（mini-mental state examination，MMSE）：该量表总分为 30 分，认知障碍标准的判断依据是患者文化程度的不同，通常情况下，文盲 ≤ 17 分，小学文化 ≤ 20 分，中学文化 ≤ 24 分。

（2）蒙特利尔认知评估量表（Montreal Cognitive Assessment，MoCA）：该量表包括了 8 个认知领域：视结构技能、执行功能、注意与集中、计算、记忆、语言、抽象思维、定向力等，总分为 30 分，≥ 26 分为正常。

（3）认知功能筛查量表（cognitive abilities screening instrument，CASI）：该量表检查内容包括定向、注意、心算、瞬时记忆、短时记忆、结构模仿、语言（命名、理解、书写）、概念判断等，总分为 30 分，≤ 20 分表示异常。

3. 知觉障碍评估

（1）BIT 量表（the behavioural inattention test，BIT）：该量表是一套标准化的筛查成套工具，用于评估单侧忽略的有无及其程度，由传统纸币测验（BIT-C）和行为测试（BIT-B）2 个部分组成。

（2）凯瑟琳－波哥量表（Catherine Bergego Scale，CBS）：CBS 要求患者完成 10 项具体的日常生活活动，根据其完成情况来评估单侧忽略。评分标准为：0 分－不能完成，1 分－部分完成，2 分－中等程度完成，3 分－基本完成，总分为 30 分。

4. 注意障碍评估

（1）反应时间评定：一般采用视觉或听觉中的一项进行测试，并告知患者要接受的刺激及刺激后做出相应的反应，记录从刺激到反应的时间。

（2）注意广度的评定：数字距是最常用的方法，检查者说出一串数字，让患者正向和逆向复述，能正确复述出的数字串最高位数为患者的复述数字距。数字距缩小是注意障碍的一个特征。

（3）注意持久性的评定：①划消试验：给患者出示一段文字／数字／字母，让其划去相同的、计算正确的划消数、错误数和划消时间。②连续减7（或其他数）／倒背时间：让患者连续计算100减7，递减5次，或倒数一年的十二个月，或倒数一周的每一天。

（4）注意转移的评定：常用的方法是连线测试，一张纸上印有25个小圆圈，其中13个标上1~13的数字，另外12个标上A~L的英文字母，要求患者把数字及字母间隔开连线，并保持它们各自的正常顺序，同时记录完成的时间，单位为秒。

（5）注意分配的评定：同步听觉序列加法测验为常用方法，该测验要求患者连续听61个随机排列的1~9的数字，同时计算出相邻2个数字之和，每回答正确1次得1分，最高得分为60分。

5. 记忆障碍评估

（1）Rivermead 行为记忆测验法：包括11个分项目。原始分总分9~12分为正常，原始分总分小于9分。

（2）韦氏记忆测验：包括经历、定向、数字顺序、图片回忆、再认、视觉提取、触觉记忆、联想学习、逻辑记忆和背诵数目共10个项目，以记忆商数作为整体记忆能力的衡量指标。

（3）临床记忆测验：可选用简易精神状态检查量表和认知功能筛查量表进行测试，评估内容包括指向记忆、联想记忆、图像自由记忆、无意义图形再认、人像特点回忆等5个分测验。

6. 执行能力障碍评估

韦氏成人智力量表：用于16岁以上成人的成套智力评定，测试内容包括语言量表和操作量表两部分，共11个分测验。

7. 抑郁和焦虑评估

（1）焦虑自评量表：包括20个项目，分界值为50分，50~59分为轻度焦虑；60~69分为中度焦虑；69分以上为重度焦虑。

（2）汉密尔顿焦虑量表：包括14个项目，总分≥29分，可能为严重焦虑；≥21分，肯定有明显焦虑；≥14分，肯定有焦虑；>7分，可能有效率；<7分，没有焦虑症状。

（3）Zung 抑郁自评量表：分界值为53分，53~62分为轻度抑郁；63~72分为中度抑郁；>72分为重度抑郁。

（4）汉密尔顿抑郁量表：有17项、21项、24项等3种版本。总分<7分：正常；7~17分：可能有抑郁症；18~24分：肯定有抑郁症；>24分：有严重抑郁症。

（五）面瘫及面部情感表达评估

（1）House-Brackmann 量表：该量表作为面部神经功能恢复的评价标准，是一个6

点 Likert 量表，用于对面神经恢复进行分级，其中 6 个点代表完全瘫痪，1 个点代表正常。

（2）Sunnybrook 量表：该量表以动态功能评分为主，有较精确的量化评分，反映了面神经 5 个周围支的功能。

（3）Burres-Fisch 量表：该量表是一种客观的评价面部功能的测量方法，又称线性测量指数。

（4）Nottingham 量表：该量表建立在 Burres-Fisch 量表的基础上，保留了客观测量的内容，继发性改变，如联动、痉挛的情况也包括在其中，同时增加了对泪液分泌、味觉变化的评估。

（5）面神经麻痹程度分级评分表：该量表将 10 项面部表情动作包括抬额、闭眼、皱眉等在内的完成度分为正常（10 分）、减弱（7.5 分、5.0 分、2.5 分）、消失（0 分）五个等级。

（6）Stennart 指数：适用于单侧面瘫的分级。

（7）FDI：是评估面部神经肌肉系统疾病患者生活能力的主要量表之一，是一种与面部神经肌肉功能有关的躯体残疾和社会心理的简单自评式问卷，由躯体功能评分和社会生活功能评分两大部分（各 5 项）组成。

（8）FaCE 量表：该量表包含以下 6 个维度：面部运动、面部感觉、口腔功能、眼睛感觉、泪液分泌、社会功能等，共计 15 个条目（分值 0～5 分），由公式将总体及各维度的分值（0～100 分）计算出来，分值越低表明健康状况越差。

（六）日常生活活动能力评估

1. 常用的躯体 ADL 评估量表

（1）改良 PULSES 评定量表：共 6 项 4 级评分，主要按照患者的依赖程度作为评分标准，总分＜ 6 分为功能良好；＞ 12 分为独立自理生活严重受限；＞ 16 分为严重残疾；＞ 24 分为功能最差。

（2）Barthel 指数：共 10 项内容，总分 100 分，0～20 分表示极严重功能缺陷；25～45 分表示严重功能缺陷；50～70 分表示中度功能缺陷；75～95 分表示轻度功能缺陷；100 分表示 ADL 完全自理。

（3）改良 Barthel 指数：在 BI 内容的基础上将每一项得分都分为了 5 个等级。0～20 分表示极严重功能缺陷；21～45 分表示严重功能缺陷；46～70 分表示中度功能缺陷；71～99 分表示轻度功能缺陷；100 分表示 ADL 完全自理。

（4）功能独立评定量表：共 18 个条目，包括 13 项身体方面的条目，5 项认知方面的条目，每个条目积分为 1～7 分，总分在 18～36 分，得分越高表示独立性越强。126 分表示完全独立；108～125 分表示基本独立；90～107 分表示有条件的独立或轻度依赖；

72～89 分表示轻度依赖；54～71 分表示中度依赖；36～53 分表示重度依赖；19～35 分表示极重度依赖；18 分表示完全依赖。

2. 常用的工具性 ADL（IADL）评估量表

（1）功能活动问卷（FAQ）：评分越高表示障碍程度越重，< 5 分为正常，≥ 5 分为异常。

（2）快速残疾评定量表 –2（rapid disability rating scale–2，RDRS–2）：共 18 个条目，每个条目最高得分 4 分，最低 1 分，总分最高为 72 分，18 分为完全正常，分数越高表示残疾程度越重。

（3）Frenchay 活动指数：是专门评定脑卒中患者社会活动能力的量表，测试内容包括三大方面，分别是：家务劳动、工作 / 休闲、户外活动，细分为 15 个条目，评分依据是患者最近 3 个月或 6 个月实际完成该活动的频率，分值越高表示活动功能越好。

（4）工具性日常生活活动能力量表（instrumental activities of daily living，IADL）：主要有 8 个维度。

（5）情景图示评定量表：根据评定结果将功能障碍者的日常生活自理能力分为生活完全不能自理、生活基本不能自理、生活小部分自理、生活大部分自理、生活基本自理和生活完全自理六个等级。

二、多维度视觉定量评估系统

临床上多种疾病，如脑卒中、颅脑损伤、脊髓损伤，甚至乳腺癌术后等，均可不同程度的损伤患者手功能，从而影响患者的日常生活自理能力。但手功能的恢复，尤其以脑卒中为著，具有病程周期长、恢复慢等特点，在其康复治疗进程中，需要不断的评估，调整治疗策略。评定是康复的基石，但现阶段临床上常用的手功能评估量表多为定性或半定量范畴，如 Brunnstrom 偏瘫六阶段评估、Fugl-Meyer 评定量表、ARAT 等，并具有不同程度的天花板及地板效应，对于患者康复过程中所取得的细微进步难以体现出来，基于这一现况，我们研发了多维视觉手功能定量评估系统（以下简称多维系统）。

多维系统是由复旦大学附属华山医院和上海大学联合研发的定量评估手运动功能的设备。多维系统以脑卒中患者偏瘫的病理运动特性与手功能主动关节活动度为依据，设计了一套标准手示范、健手建模、患手综合定量评估过程与实施方法。结合临床上脑卒中患者上肢运动障碍常见动作，设计了尺偏、前臂旋前、前臂旋后、手指内收外展、腕背伸、拇指外展、拇指屈伸、柱状抓握、球状抓握、拇指环转共 10 个手部、腕部及前臂关节动作，通过定量评估精确地反映出脑卒中患者手功能的变化（图 4-2-2、图 4-2-3）。该系统是具备完全自主知识产权的手部动作计算核心技术，根据上述设计的大体代表手运动功能动作，利用计算机视觉与光学智能动作捕捉完成手部动作监测与智能计算，红外与灰度相机结合的技术方案，通过内置智能算法分析出手部关节的多种运动参量，实时获取手指、手掌和手腕各关节点的三维空间数据与多项运动矢量信息，分析出手部关节的多种运动参量（图4-2-4），作为手功能康复定量评估标准的系统评估参数，同时利用摄像头采集到的视频信号，进行计算机视觉分析，基于手位置的自动检测和动态跟踪，动态监测患者在评估过程中手部的放置位置。触控屏用于对系统进行操控并实时显示视频流数据。手部精细动作识别是一个较为复杂的问题，手功能障碍患者手部的感觉运动功能缺失多种多样，而且作为一种评估设备，非接触式、非介入、对患者无不适感是基本要求，目前的穿戴式传感器方案或者单纯依靠视觉识别都不适用。本系统利用光学智能动作捕捉与计算机视觉这一融合方案较好地解决了这一难题，得到了预期的定量数据结果。该系统为手功能康复定量评估标准的系统评估参数，以健手建模、患手评估为核心的定量化自对比，结果采用患手关节活动角度占健手的百分比进行手部各关节活动的衡量（图4-2-5）。

进行多维视觉手功能评估时，首先，测试者将姓名、利手、发病情况信息录入，接着受试者取坐位于机器前，双手置于机器内，辅助人员解释并选取一项动作进行健手建模，屏幕最左侧会有标准动作动画演示，测试者也可自行演示动作，并进行标准动作细节的解释，患者在接受视觉提醒、语言告知后，健手进行动作展示，并根据屏幕中央实时视觉反馈，以及测试者适当肢体接触纠正动作。完成健手建模后，再进行患手评估，过程同

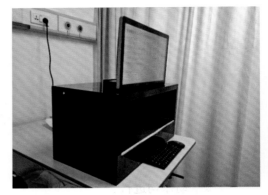

图 4-2-2　多维系统外观

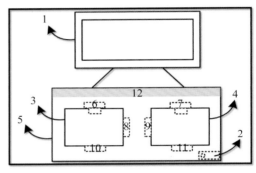

1. 显示器；2. 计算机；3、4. 工作区；5. 外部框架结构；6、7. 视频采集设备；8～11. 光学智能动作捕捉设备；12. 光源

图 4-2-3　多维系统内部架构

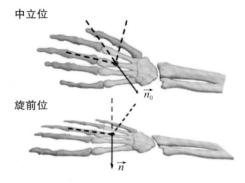

远端指骨　近端指骨
中端指骨　掌骨

图 4-2-4　运动参量分析

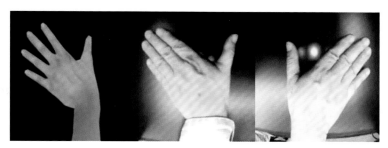

图 4-2-5　不同关节活动衡量

健手。每个动作均进行 2 次评估并取较好的结果。评估结果以患手占健手关节活动角度百分比进行表示，这种方法不仅可以在一定程度上弱化双侧肢体活动的不平衡性，而且还能考虑到每个人之间的差异性，自对比方法使得结果具有个体间的可比性。今后随着研究的逐渐展开，对每个患者可以每 1~2 周进行多维手功能评定，因其量化的特点，对于细微的变化即可从数据中显示出来，这不仅可以进一步指导康复治疗，对于增强患者的康复自信心也具有极重要的意义（图 4-2-6）。

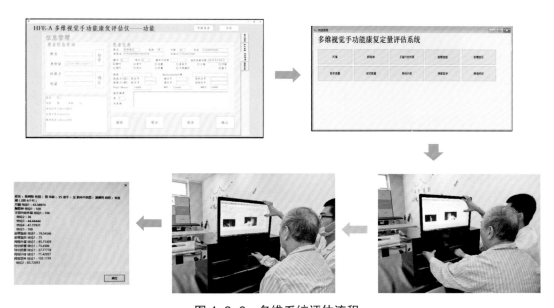

图 4-2-6　多维系统评估流程

三、肌电评估

（一）肌电产生的机制

肌肉收缩的最小功能单位是运动单元，不同的肌肉分布着不同的运动单元。运动神经元以释放化学神经递质的方式进入神经纤维，经肌纤维间空隙向肌肉纤维转移。当这些化学物质与特定受体结合时便能发挥其功能作用。这种物质叫作"化学性神经递质"，它可以是乙酰胆碱、多巴胺等，也可以是肾上腺素或去甲肾上腺皮质激素等。化学神经递质在肌纤维薄膜中被激活后，会使膜内的钠离子浓度增加，引起膜的通透性增加，同时由于肌纤维薄膜与突触间的相互作用而发生去极化，从而诱发动作电位。钠离子电流从肌肉纤维的最内层开始，通过蛋白质传递到整个肌肉纤维上，从而引起其物理收缩和张力增加。动作电位起始于神经肌肉连接处，沿肌纤维反向扩散，直至达到两端肌腱（图4-2-7）。

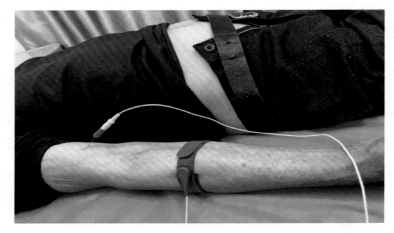

图 4-2-7　针电极肌电采集

（二）肌电图技术

1. 肌电评估

在患者进行运动康复训练时，采集其相关的生物信号并用于评定，可以准确地对患者的康复效果做出评定。所撷取之有关肌力信息会更精确评估康复效果，以此为依据引导康复治疗师按病患状况调整治疗方案，最终达到精准治疗，以弥补传统康复缺失。EMG 是评估和记录骨骼肌产生电活动的电诊断医学技术，它还是一种电子学仪器，用来记录肌肉在静止状态下或者收缩状态下电活动情况，并应用电刺激以观察神经、肌肉兴奋及传导功能的方法。分析信号来发现医学异常，启动程度或筹措顺序或分析人体或动物运动生物力学情况。利用 EMG 可判断周围神经、神经元、神经肌肉接头及肌肉本身的功能状态。肌电图多采用针电极和应用电刺激技术进行检查，但检查过程中会出现一些疼痛和损害。肌电图检查是通过检测运动单位电位在运动过程中的时间限制、波幅，安静时是否有自发电活动，肌肉用力收缩时波形及波幅等指标来鉴别神经源性损害和肌源性损害的关系，并对脊髓前角急慢性损害、神经根及周围神经病变等做出诊断。在临床上它是判断病情轻重、病程长短、治疗效果、疗效判定等不可缺少的客观依据；同时还可为鉴别神经系统器质性与功能性疾患提供重要参考指标；还具有诊断神经嵌压性病变、神经炎、遗传代谢障碍神经病、各种肌肉病的价值。另外肌电图也被用来跟踪多种疾病治疗期间病情恢复进程及效果（图4-2-8）。同时应用计算机技术可以进行肌电图的自动分析（如解析肌电图和单纤维肌电图和巨肌电图）等，以提高确诊阳性率。肌电图的分析方法一般分为数量分析和模拟分析。数量分析需测量EMG波形和波幅等，获得表示肌电活动特征性质的某些参数，如平均电压、放电次数、放电期时间、咀嚼周期、静息期时间等，可在不同受试者之间进行EMG参数比较。此种分析方法的优点是较为准确，但测量计算过程较为复杂。模拟分析是直接观察比较不同受试者或不同食品间的EMG，从中发现某些EMG性质上的改变，进而进行经验性推断。

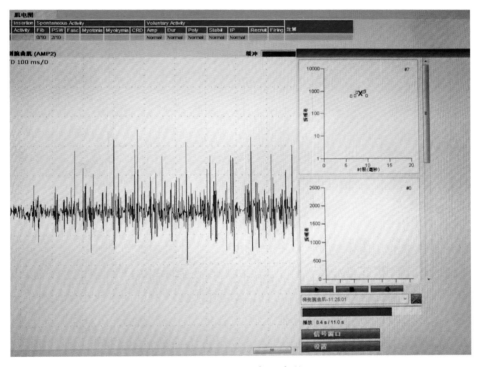

图4-2-8　肌电图电位

2. 应用于肌电信号的康复技术

　　肌电生物反馈技术早在20世纪60年代就已应用于神经肌肉疾病的治疗。随着科学技术和医疗水平的不断提高，它逐渐被应用到康复医学领域中。原理就是把采得的肌电信号，经过放大、滤波、双向整流和积分后，利用积分电压带动声、光、电和数码等显示器件工作，使之变成可感知的视、听信号反馈给患者，患者就会依据它们自觉地进行有意识的自身训练。

四、超声评估

超声成像技术在肌肉骨骼系统的应用已久，也逐渐被运用于康复评估，作为外周评估技术，具有无创、定量、精准、实时、动态等优点。传统的 B 型超声常成为首选，可测量肌肉厚度及横截面积、肌纤维长度、羽状角、回声强度等肌肉结构参数及不同姿势运动下的变化，不仅能反映肌肉的形态结构信息，评估力学变化，还是评价康复训练效果等非常有效的工具。多普勒超声对于显示肌肉本身血液供应及肌肉收缩前后血流的变化具有优势，可较好地评价肌肉血流等功能。组织特征超声成像（ultrasonographic tissue characterization，UTC）技术可量化评估肌腱组织结构，对正常肌腱和病态肌腱进行分辨。超声弹性成像（ultrasound elastography，UE）则通过检测声波在目标组织中的传播速度，实现对组织硬度的可视化定性和机械特性定量研究，在评估肌肉方面有较好可信度。

（一）定量超声技术在外周评估中的应用

1. 肌肉厚度及横截面积

我们使用超声检查，对一些运动肌、肌肉萎缩肌关键参数的肌肉结构进行观察，肌肉质量减少更多地可能是由于肌肉厚度的减少。超声评价肌肉横截面积与肌肉力量的关系有明显的优势。有许多研究证实，肌肉横截面积越大，肌肉力量就越大。肌肉横截面积及其变化对疾病的预后和义肢的控制能力有理想的预测作用。通过实时动态评估不同姿势下肌肉形态的改变，可了解肌肉收缩率，动态评估肌肉功能。同时，神经直径及横截面积也广泛运用于神经功能的评估。

2. 肌纤维长、羽状角等参数

肌纤维长、羽状角等参数是评价肌肉质量的重要指标。肌纤维长也称肌束长度，有研究者提出肌纤维长和肌力的关系曲线是先上升，然后进入平台期。肌肉羽状角指肌纤维与肌腱之间所形成的夹角，是肌肉亚部构筑学研究的一个重要指标。

3. 平均回声强度

独立于年龄和肌肉厚度，是评估肌肉质量的指标，与肌力呈显著相关。随着年龄的增加或患有某些神经肌肉疾病时，肌肉的质量会下降。低回声区域比例（hypoechoic area，HA）是描述神经超声回声强度的影像学参数，有研究采用 HA 评估神经功能，是与神经病变具有相关性的超声参数。

（二）多普勒超声技术在外周评估中的应用

（1）能量多普勒超声是一种无创的血管测量方法，近年来其运用范围逐渐广泛，可应用于肌骨系统中。能量多普勒超声对单位面积内红细胞通过的数量及信号振幅大小进行成像，对于显示肌肉内血管直径的变化敏感。可较好地显示肌肉收缩后血流的变化，从而对肌肉募集程度有良好的应用前景。

（2）超微血管多普勒超声成像（super microvascular imaging，SMI）：具有较高分辨率，可以清晰显示和定量分析直径＜0.1 mm血管中的血流分布特点，并定量获得肌肉内血管密度，准确评估肌肉血供减少程度。

（三）组织特征超声成像技术在外周评估中的应用

组织特征超声成像（ultrasonographic tissue characterization，UTC）作为评估量化肌腱组织结构的一种可靠和有效的手段，使用传统的B型超声，通过收集到的稳定的每相隔0.2 mm连续肌腱横截面超声影像，还原成肌腱的三维图像，用以量化肌腱组织结构，可对正常肌腱和病态肌腱进行分辨。

（四）超声弹性成像技术在外周评估中的应用

（1）压迫性弹性成像（compression elastography，CE）：又称静态压力型弹性成像（static strain elastography，SE），是一种早期传统的超声弹性成像技术。通过按压超声探头对组织加压，二维图像上可见组织应力变形程度，并绘制定性的弹力图，可计算组织的相对弹性，SE属于半定量测量，可评估肌肉、肌腱等软组织的弹性。

（2）声脉冲辐射力弹性成像（acoustic radiation force impulse，ARFI）：由超声探头对组织产生声辐射力脉冲聚焦加压，组织受力后位移，可计算出剪切波速度（shear wave velocity，SWV）（单位为m/s），剪切波速度与组织硬度呈正相关，可评估肌肉硬度。已经有很多研究证明肌肉硬度与非疲劳肌肉的主动和被动收缩强度是相关的。

（3）剪切波弹性成像（shear-wave elastography，SWE）：通过测算剪切波来定量测量组织硬度的弹性成像方式，既能定量测量组织弹性，又能定性绘制出弹性图。有研究显示，超声弹性成像与临床常用的改良Ashworth量表等痉挛评定量表有很好相关性，可用于肌肉痉挛评定。

五、基于激光散斑血流成像的评估系统

（一）激光血流成像技术分类

激光血流成像技术以激光多普勒、激光散斑成像两类技术为主，分别运用不同的光学原理监测微循环血流变化和血管形态等技术指标。激光多普勒有接触式单点血流监测、非接触扫描式血流成像监测两种模式。激光散斑血流成像技术较激光多普勒技术有非接触、无创伤、成像速度快的优点，非常适用于开展微循环血流的监测，可实时快速测量血流灌

注量、血流流速、血管形态结构、血管管径、血管角度等微循环参数。

（二）激光散斑血流成像技术应用

1. 血流速度

目前应用相对广泛的血流监测手段为激光散斑衬比成像（laser speckie contrust imaging，LSCI）技术和扩散相关光谱（diffuse correlation spectroscopy，DCS）技术。LSCI 是通过对散斑衬比度值的分析得到血液流速信息并可提供血流分布的二维高分辨率信息，散射对 LSCI 影响相对较小，多成像于生物组织体表面，如何避免高散射特性组织体中的多次散射并提取组织结构与动态运动信息成为其关键。DCS 具有很高的成像深度，主要以辐射传输的扩散近似理论，探测到的光学信号在组织中会发生多次散射现象，因此，如何构建散射信息中组织动态信息之间的关系并提取出组织血流信息成为研究的重点。如今，LSCI 和 DCS 在皮肤、视网膜、大脑及肿瘤诊断中的应用越来越广泛。LSCI 系统的特点是简单有效，易于实现，容易结合其他技术相进行多参数测量。DCS 成像的特点是深度优势、时间分辨率高等。在生命科学研究不断深入及临床应用需求不断增加的情况下，将 LSCI 和 DCS 联合研究对深层次组织血流监测非常重要。

2. 血液灌注

皮肤血液灌注除体现皮肤局部的血流变化，还说明脏器的血液循环，测定皮肤血流量具有重要的生理、病理、药理和临床意义。皮肤血流灌注会随着时间的推移而改变，无论是生理、病理或是环境因素都会对血管舒缩活动产生影响，进而导致皮肤血流量变化。20世纪 70 年代以来，人们利用光学显微镜、体积描记法、荧光示踪法、热传导法和超声多普勒等仪器对皮肤内血液流动情况进行探测。直至 21 世纪初，以激光多普勒和激光散斑作为检测皮肤血流量，由于其具有准确定量、高灵敏度、无创快速、可重复性强、功能多样等特点，在科研及临床上得到了较好的运用，主要涉及皮肤病学、整形外科、烧伤、血管外科、风湿免疫科、神经病学、癌症、糖尿病及慢性疼痛。

3. 应用进展

（1）脑血流监测：研究显示脑神经元的活动和局部脑血流的改变有高度联系。有研究使用激光散斑衬比成像监测脑血流（cerebral blood flow，CBF）的时间和空间变化。在对比激光散斑技术与激光多普勒技术的脑血流测量结果之后，发现激光散斑血流监测技术的效果良好。另有研究对大鼠躯体功能进行刺激，进而引起了脑血流变化，观察到刺激强度与脑血流变化大小呈现相关性联系。将内源光光谱成像与激光散斑成像技术相结合，可实现脑血流的血氧、血容及流速等参数变化同步检测。将荧光成像与激光散斑技术相结合，实现了脑血流与氧化代谢的动态变化检测。

（2）手血流评估应用：张晓莉等首次将该技术应用于脑卒中患者手部血流的检测，

利用新型高分辨率激光血流成像系统，客观、直接地对手血流量变化进行实时测定，寻求针刺频率与手血流变化的关系，探究血流量变化与手功能改善之间的关系，研究发现，电针刺激对脑卒中后患者上肢功能的康复会有积极的作用，原因可能在于，电针治疗可促进脑卒中患者手部血流速度，加速患者肢体血液循环（图4-2-9）。

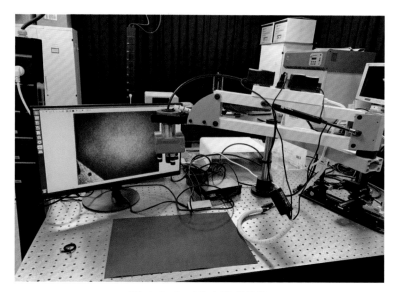

图4-2-9 手功能成像仪

（3）乳腺癌相关淋巴水肿应用：近年来，血流与淋巴循环相互关系的临床研究逐渐增多，形成了乳腺癌相关淋巴水肿康复新方向。有研究者基于激光散斑衬比成像的监测系统，针对乳腺癌相关淋巴水肿患者上肢局部血流灌注的检测（图4-2-10），将水肿侧与健侧的血流数据进行对比，使用患者的电阻抗数据和临床水肿分期评估，结合分析，发现

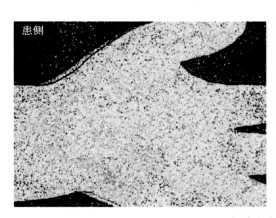
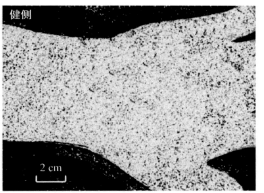

图4-2-10 水肿患者健、患侧手部的血流灌注

血流数据和电阻抗数据可以辅助水肿分期。这种非接触且快速的评估方法将大大提高淋巴水肿临床研究和治疗的准确性，也为水肿的精确分期提供了新的工具。

（4）肠系膜血流和淋巴流监测：肠系膜为极细而透明的膜样组织并具有简单而完整的微血管网。显微镜下能清晰观察到微血管、淋巴管及腔内细胞的流动情况，因此肠系膜是监测微循环的理想模型，且适用于药物作用的研究。另外，对肠系膜上的不同血管管径的微循环血流和淋巴流进行在体监测；在肠系膜上滴加不同浓度的酚妥拉明溶液和去甲肾上腺素，观察微循环在药物作用下的时空响应特性。

（5）皮肤微循环测量：真皮层及皮下组织有丰富的微血管，除维持皮肤的营养供应外，还对体温调节起重要作用。研究皮肤的微循环有利于各类皮肤病、局部炎症、外伤、烧伤和冻伤等的诊断和治疗。目前激光散斑应用于皮肤微循环的应用较少。Bray 比较了激光多普勒和激光散斑的皮肤微循环血流测量。在对糖尿病溃烂康复的植皮治疗中观察到溃烂处底部的血流增加，这提示新生血管的增加。对烧伤的评估，发现高血流灌注区域需要药物和保守治疗，低血流灌注区域则提示需要重新植皮，用于皮肤斑、恶性皮肤肿瘤的诊断。

参考文献

[1] 唐莺莹，吴毅，王继军.重复经颅磁刺激的临床应用与操作规范上海专家共识 [J].上海医学，2022，45（2）：65–70.

[2] ZHAO Z，TANG C，YIN D，et al. Frequency-specific alterations of regional homogeneity in subcortical stroke patients with different outcomes in hand function[J]. Hum Brain Mapp，2018，39（11）：4373–4384.

[3] XU S，YANG Q，CHEN M，et al. Capturing neuroplastic changes after iTBS in patients with post-stroke aphasia：a pilot fmri study[J]. Brain Sciences，2021，11（11）：1451.

[4] 闫思念，吴毅.近红外光谱技术在脑卒中康复领域的研究进展 [J].中华物理医学与康复杂志，2021，43（3）：285–288.

[5] 近红外脑功能成像临床应用专家共识编写组.近红外脑功能成像临床应用专家共识 [J].中国老年保健医学，2021，19（2）：3–9.

[6] 付雨桐，杨志，姚黎清.事件相关电位在脑卒中患者中的应用进展 [J].中国医学物理学杂志，2019，36（7）：858–863.

[7] 陆双双，王大明，宋杰，等.应用脑电图评估脑卒中后运动功能的研究进展 [J].中华物理医学与康复杂志，2020，42（4）：381–384.

[8] SOLLFRANK T，KOHNEN O，HILFIKER P，et al. The effects of dynamic and static emotional facial expressions of humans and their avatars on the EEG：an ERP and ERD/ERS study[J]. Frontiers in neuroscience，2021，15：651044.

[9] SHIM M，CHOI G Y，PAIK N J，et al. Altered functional networks of alpha and low-beta bands

during upper limb movement and association with motor impairment in chronic stroke[J]. Brain Connectivity，2021.

[10] CHALARD A，AMARANTINI D，TISSEYRE J，et al. Spastic co-contraction is directly associated with altered cortical beta oscillations after stroke[J]. Clinical Neurophysiology，2020，131（6）：1345–1353.

[11] PHILIPS G R，DALY J J，PRÍNCIPE J C.Topographical measures of functional connectivity as biomarkers for post-stroke motor recovery[J]. J Neuroeng Rehabil，2017，14（1）：67.

[12] LIMA F O，RICARDO J A G，COAN A C，et al. Electroencephalography patterns and prognosis in acute ischemic stroke[J]. Cerebrovascular diseases（Basel，Switzerland），2017，44（3/4）：128–134.

[13] SAES M，MESKERS C G M，DAFFERTSHOFER A，et al. How does upper extremity Fugl-Meyer motor score relate to resting-state EEG in chronic stroke? a power spectral density analysis[J]. Clinical Neurophysiology，2019，130（5）：856–862.

[14] 王晓梅，黄光，徐斌，等 . 定量脑电图对急性脑卒中患者的神经功能预后研究 [J]. 海南医学，2017，28（16）：2628–2630.

[15] 李润泽，徐桂芝，杨硕 . TMS-EEG 在认知功能和临床应用研究综述 [J]. 生命科学仪器，2020，18（5）：3–10.

[16] TSCHERPEL C，DERN S，HENSEL L，et al. Brain responsivity provides an individual readout for motor recovery after stroke[J]. Brain（London，England：1878），2020，143（6）：1873–1888.

[17] BRAMBILLA C，PIROVANO I，MIRA R M，et al. Combined use of EMG and EEG techniques for neuromotor assessment in rehabilitative applications：a systematic review[J]. Sensors（Basel，Switzerland），2021，21（21）：7014.

[18] STINEAR C M，SMITH M C，BYBLOW W D. Prediction tools for stroke rehabilitation[J]. Stroke，2019，50（11）：3314–3322.

[19] KARBASFOROUSHAN H，COHEN-ADAD J，DEWALD J P A. Brainstem and spinal cord MRI identifies altered sensorimotor pathways post-stroke[J]. Nature Communications，2019，10（1）：3524.

[20] 贾杰 . 手功能康复概论 [M]. 北京：电子工业出版社，2019：87–97.

[21] 张晓莉，贾杰 . 脑卒中后上肢功能评定方法概述 [J]. 中华物理医学与康复杂志，2015，37（1）：71–74.

[22] 唐子涵，郭志伟，母其文 . 脑卒中后吞咽障碍评估方法的研究进展 [J]. 实用心脑肺血管病杂志，2021，29（9）：133–137.

[23] 邓永安，郭家奎，于金栋，等 . 面瘫临床评价方法的研究进展 [J]. 中国康复理论与实践，2017，23（12）：1407–1410.

[24] FABRICIUS J，KOTHARI S F，KOTHARI M. Assessment and rehabilitation interventions for central facial palsy in patients with acquired brain injury：a systematic review[J]. Brain Inj，2021，35（5）：511–519.

[25] 王科英，恽晓平，张丽君，等 . 脑损伤后注意障碍的评定 [J]. 中国康复理论与实践，2010，16（6）：578–581.

[26] 韩艳丽. 手术室保温护理对股骨骨折患者术后凝血功能及低体温发生的影响 [J]. 黑龙江医学, 2021, 45（6）: 628-630.

[27] 陆雅婷, 陆小锋, 王聪, 等. 基于手功能评估系统的 "腕背伸" 动作定量评估 [J]. 电子测量技术, 2017, 40（10）: 127-133.

[28] 付江红, 陈树耿, 钱叶叶, 等. 多维视觉手功能康复定量评估系统在脑卒中患者手功能评估中的可行性研究 [J]. 中国康复理论与实践, 2018, 24（12）: 1380-1383.

[29] 赵泽伟, 陆小锋, 朱民耀, 等. 卒中后手功能康复评估多终端云平台设计 [J]. 电子测量技术, 2018, 41（18）: 10-14.

[30] PRADINES M, GHEDIRA M, PORTERO R, et al. Ultrasound structural changes in triceps surae after a 1-year daily self-stretch program: a prospective randomized controlled trial in chronic hemiparesis[J]. Neurorehabil Neural Repair, 2019, 33（4）: 245-259.

[31] GHASEMI E, KHADEMI-KALANTARI K, KHALKHALI-ZAVIEH M, et al. The effect of functional stretching exercises on neural and mechanical properties of the spastic medial gastrocnemius muscle in patients with chronic stroke: a randomized controlled trial[J]. J Stroke Cerebrovasc Dis, 2018, 27（7）: 1733-1742.

[32] 秦鹍, 冯亚男, 李亚鹏, 等. 剪切波弹性成像技术量化评估肌腱肌肉弹性模量的信度 [J]. 中国康复理论与实践, 2018, 24（10）: 1201-1205.

[33] LEHOUX M C, SOBCZAK S, CLOUTIER F, et al. Shear wave elastography potential to characterize spastic muscles in stroke survivors: Literature review[J]. Clin Biomech（Bristol, Avon）, 2020, 72: 84-93.

[34] 林珊珊, 郑逸逸, 王楚怀. 实时超声成像对健康成人多裂肌收缩效率的影响 [J]. 中国康复医学杂志, 2022,（4）: 488-493.

[35] 王小泉, 刘超然, 王宁华. 糖尿病患者正中神经的超声评估 [J]. 中国康复理论与实践, 2021, 27（3）: 329-333.

[36] 张元鸣飞, 吴同绚, 周谋望, 等. 定量超声技术在肌力评定中的应用 [J]. 中国康复医学杂志, 2018,（10）: 1242-1245.

[37] 陈明珍, 姜凡, 单永, 等. 多模态超声成像在脑卒中患者腓肠肌痉挛评估中的应用 [J]. 中国康复理论与实践, 2021, 27（7）: 791-796.

[38] 钟冬灵, 杨璐萍, 胡益娟, 等. 超声弹性成像在肌肉痉挛评定中的应用进展 [J]. 中国康复理论与实践, 2018, 24（7）: 815-818.

[39] NARICI M, MCPHEE J, CONTE M, et al. Age-related alterations in muscle architecture are a signature of sarcopenia: the ultrasound sarcopenia index[J]. J Cachexia Sarcopenia Muscle, 2021, 12（4）: 973-982.

[40] 张晓莉, 陈创, 张亿光, 等. 不同频率电针治疗对脑卒中患者手部血流速度的影响 [J]. 中国康复医学杂志, 2017, 32（5）: 578-580.

[41] 刘维江, 阮祥梅, 陈旦, 等. 基于激光散斑成像的乳腺癌相关淋巴水肿患者上肢血流灌注检测 [J]. 工业控制计算机, 2020, 33（6）: 111-112.

第五章

中枢干预技术

第一节　经颅直流电刺激

一、概述

经颅直流电刺激（transcranial direct current stimulation，tDCS）作为一种无创的、有效的新兴神经调控技术，能在不造成组织损伤的情况下可逆性地调节神经细胞活性。tDCS治疗仪一般由 1 个直流微电刺激器、1 个阴极电极和 1 个阳极电极组成。治疗时电极放置在颅骨表面的特定部位，刺激器输出 1 ~ 4 mA 的微弱直流电，使电流从阳极流动到阴极，从而形成 1 个环路。一部分电流在通过头皮和颅骨时衰减；另一部分电流则穿过颅骨作用于大脑皮质，激活神经细胞，调节大脑皮层的活动状态，影响相应的感知觉、运动功能和认知行为功能。研究发现，阳极刺激可增强刺激部位神经元的兴奋性，阴极刺激可降低刺激部位神经元的兴奋性。

二、tDCS 的治疗方式和参数

健康人两侧大脑半球的运动皮质活性总是保持动态平衡，一侧初级运动皮质的兴奋会经由胼胝体通路抑制对侧半球 M1 的活动。脑卒中后的一侧大脑半球局灶性病变会导致两半球间的竞争性抑制失衡，即受累侧半球运动皮质因自身病灶影响兴奋性降低，以及健侧半球运动皮质对受累侧半球运动皮质的抑制增强，这很可能是脑卒中患者手功能障碍产生的神经机制之一。脑卒中后的大脑感觉运动网络发生病理性重塑，tDCS 刺激可以纠正脑卒中患者两侧大脑半球间运动皮质的失衡状态，其康复策略以提高患侧半球的兴奋性及抑制健侧半球过度的活跃为目标。因此，根据这种半球间竞争性抑制理论，在目前的脑卒中后运动功能障碍康复研究中，主要采用阳极 tDCS 提高患侧半球 M1 的兴奋性或用阴极 tDCS 抑制健侧半球 M1 的兴奋性，通过平衡两侧大脑半球间运动皮质的活性来促进脑卒中偏瘫患者手功能障碍的康复。临床研究中，常见的 3 种 tDCS 刺激范式如下（图 5-1-1）：①阳极放在患侧半球 M1 区，阴极放在对侧眼眶上缘；②阴极放在健侧半球 M1 区，阳极放在对侧眼眶上缘；③阳极放在患侧半球 M1 区，阴极放在健侧半球 M1 区。常用的治疗参数：刺激时间为 10 ~ 20 min，研究中使用最多的是20 min，电流密度 0.029 ~ 0.057 mA/cm^2。

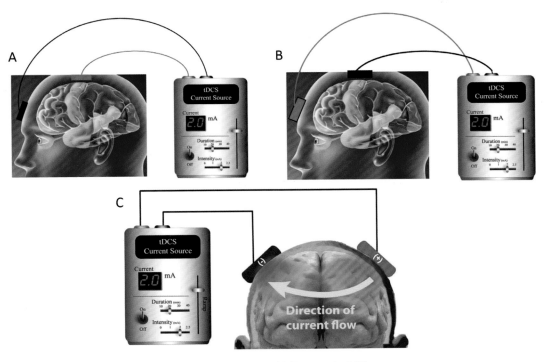

A 阳极刺激；B 阴极刺激；C 双极刺激。

图 5-1-1　tDCS 治疗模式

三、tDCS 的作用机制

（一）细胞和分子水平

tDCS 治疗后即时效应产生的细胞和分子水平的机制尚未完全明确，由恒定电场引起的局部 pH 值及细胞内外离子浓度的变化可能是 tDCS 短期非突触作用的基础。研究提示，tDCS 刺激引起的皮质兴奋性增加或降低的后作用（持续时间 > 1 h）可能与神经元静息膜电位阈下调节所诱导的 N– 甲基 –D– 天冬氨酸受体（N-Methy-D-Aspartic Acid，NMDA）的极性 – 依赖性修饰有关。NMDA 受体对长时程增强或抑制的介导会使突触水平的连接得到持久地促进或抑制作用。最近有研究表明，tDCS 在突触水平的可塑性还涉及氨基丁酸能、多巴胺能及其他蛋白系统的修饰。阳极 tDCS 刺激对皮质神经元的兴奋效应可能还与增加脑源性神经营养因子分泌有关，而阴极 tDCS 刺激对皮质神经元的抑制效应可能与 γ– 氨基丁酸调节有关。

（二）电生理水平

研究报道，NMDA 受体拮抗剂右美沙芬可以抑制阳极和阴极 tDCS 刺激产生的后效应，提示 NMDA 受体的变化可能与这两种类型 tDCS 刺激引起的神经功能重塑有关；而 Na^+ 通道阻断剂卡马西平通过稳定电压依赖的膜电位，引起阳极 tDCS 诱导的后效应被选择性地的阻断，这提示静息膜电位的去极化是阳极 tDCS 刺激产生后效应的基础。分析认为，极性驱动的静息膜电位改变是 tDCS 刺激后延效应最重要的机制，它导致了神经细胞自发放电频率和 NMDA 受体激活的改变。

（三）影像学水平

Clark 等的磁共振波谱研究提示，30 min 右侧顶叶的阳极 tDCS 治疗能显著增加刺激电极下兴奋性递质谷氨酸盐和乙酰天冬氨酰谷氨酸的局部浓度，但 tDCS 刺激对左侧半球的谷氨酸盐无明显影响，而乙酰天冬氨酰谷氨酸则呈下降趋势。Stagg 等运用全脑动脉自旋标记技术对 tDCS 刺激健康人左侧背外侧前额叶时脑血流灌注的改变进行研究，发现阳极 tDCS 刺激时解剖连接上靠近左侧背外侧前额叶的区域脑血流灌注增加，包括左侧初级感觉皮质、扣带回中部、旁扣带回和顶叶，且刺激后左侧背外侧前额叶与右侧前额叶及左侧感觉运动皮质的功能偶联增强，但与双侧丘脑的功能偶联减弱。阴极 tDCS 刺激则主要引起双侧丘脑、右侧颞中回和颞下回脑血流灌注减少，且刺激后左侧背外侧前额叶与同侧颞叶、顶叶和枕叶等广泛区域的功能偶联减弱。

四、循证证据下的 tDCS 治疗

（一）卒中后认知功能障碍

治疗方法：刺激电极选用（5 cm×5 cm）~（5 cm×7 cm）规格，阳极刺激左侧背外侧前额叶区（dorsolateral prefrontal cortex，DLPFC）或左前颞叶，阴极刺激右眼眶上区域，电刺激强度 1 ~ 2 mA，20 分钟/次，1 次/日，每周治疗 5 次，持续治疗 2 ~ 4 周。证据等级：中；推荐级别：强。

（二）卒中后疼痛

治疗方法：刺激电极选用（5 cm×5 cm）~（5 cm×7 cm）规格，阳极刺激患侧 M1 区或左侧 DLPFC 区，阴极刺激对侧眶上区域，电刺激强度 2 mA，20 ~ 30 分钟/次，1 次/日，每周治疗 5 次，持续治疗 2 ~ 3 周。证据等级：低；推荐级别：弱。

（三）卒中后抑郁

治疗方法：刺激电极选用（5 cm×5 cm）~（5 cm×7 cm）规格，阳极刺激左侧 DLPFC 区，阴极刺激右侧眶上区域或右侧 DLPFC，电刺激强度 1 ~ 2 mA，20 ~ 30 分钟/次，1 次/日，每周治疗 5 次，持续治疗 1 ~ 4 周。证据等级：中；推荐级别：强。

（四）卒中后失语

治疗方法：刺激电极选用（5 cm×5 cm）~（5 cm×7 cm）规格，阳极刺激左侧 Wernicke 区或 Broca 区，阴极刺激右侧与 Wernicke 区和 Broca 区相对应的语言区，电刺激强度 1 ~ 2 mA，10 ~ 20 分钟/次，1 次/日，每周治疗 5 次，持续治疗 2 ~ 3 周。证据等级：中；推荐级别：弱。

（五）卒中后意识障碍

治疗方法：刺激电极选用 5 cm×7 cm 规格，阳极刺激左侧 DLPFC 区，阴极刺激右侧眶上区域，电刺激强度 1 ~ 2 mA，20 分钟/次，1 次/日，每周治疗 5 次，持续治疗 1 ~ 2 周。证据等级：中；推荐级别：弱。

第二节　经颅磁刺激

经颅磁刺激（transcranial magnetic stimulation，TMS）是一种用于调节和干预大脑功能的中枢干预技术。TMS 线圈产生脉冲磁场，以很小的阻力无衰减地穿透头皮和颅骨，作用于脑组织，产生感应电流，当感应电流到达一定强度时可以改变神经细胞的兴奋性，其最终效应既可以引起大脑功能暂时的兴奋或抑制，也可以引起长时程的兴奋或抑制效应，调节皮层的可塑性。

目前 TMS 有四种常用刺激模式，分别是单脉冲经颅磁刺激（single transcranial magnetic stimulation，sTMS）、双脉冲经颅磁刺激（paired transcranial magnetic stimulation，pTMS）和重复经颅磁刺激（repetitive transcranial magnetic stimulation，rTMS）、爆发模式脉冲刺激（theta burst stimulation，TBS），其中 TBS 序列分为 2 种：连续爆发模式脉冲刺激（continuous theta burst stimulation，cTBS）抑制皮层功能、iTBS 兴奋皮层功能。

rTMS 是在 TMS 基础上发展起来的新神经电生理技术，也是实际应用最广的磁刺激技术。rTMS 是在头皮某个部位按照固定频率连续发放多个脉冲的刺激模式，能引起神经细胞长时程增强（long-term potential，LTP）或长时程抑制（long-term depression，LTD）效应，改变大脑局部兴奋性，且 rTMS 对皮层兴奋性的影响在刺激结束后仍有后续效果。通常用于临床治疗和研究及暂时性兴奋或抑制特定皮层功能。一般认为低频 rTMS 是频率 < 1 Hz 的刺激，而高频 rTMS 频率 > 5 Hz，低频 rTMS 降低大脑皮层兴奋性，高频 rTMS 上调皮层兴奋性。

在进行 rTMS 的首次治疗前，应先测定患者皮层 RMT。患者取坐位或仰卧位，使用单脉冲模式刺激拇指 M1，10 次刺激中至少 5 次可以诱发对侧拇指外展肌运动（诱发拇指外展肌诱发电位达到 50 微幅以上）的最小刺激强度为 RMT。之后根据治疗或研究的目的选择 rTMS 的频率、强度和数量。指南推荐 rTMS 首次治疗强度 ≤ 100%RMT，之后根据患者具体情况逐渐增加治疗强度。当患者存在可能影响皮质兴奋性的情况时，如连续治疗超过 2 周、治疗药物的种类及剂量有明显调整等，应重新检测患者 RMT 调整治疗强度。

指南提出定位 rTMS 治疗靶点的常用方法有 3 种：①以先测定的 M1 区作为参照点，再沿头皮各个方向进行定位；②参照国际标准脑电电极 10 ~ 20 导联系统或定位帽进行定位；③借助脑影像导航技术定位。包括：全脑 T1、T2 结构像、各类功能像等（如脑血流、静息态、功能区激活像等）。以手部运动区为例，方法 1 是从顶中央旁开 6 cm 为手部运动区（M1），从 M1 区向前平移 5 cm，为抑郁症的 DLPFC 靶点。方法 2 是以 C3 或 C4 区为手部运动区定位点。

同时我们要注意使用 TMS 的绝对禁忌证和相对禁忌证。绝对禁忌证为治疗部位 30 cm 内有金属或电子仪器存在，如电子耳蜗、支架、脉冲发生器、动脉瘤夹等。相对禁忌证包括有诱导癫痫发作的风险因素：癫痫病史；严重脑出血、脑外伤、肿瘤、感染等可能诱发癫痫的疾病；服用可能降低癫痫发作阈值的药物；睡眠剥夺、醉酒。还包括妊娠、儿童、严重或最近有心脏病发作等需要特殊注意事项的群体。患者在治疗过程中，应尽量避免不良反应的发生，如果发生应及时停止并处理。为了避免诱发癫痫，应严格限制参数在安全序列范围内。常见的不良反应有抽搐发作、晕厥、一过性疼痛、耳鸣等。

关于 rTMS 在脑卒中的应用，指南给出了以下建议：高频 rTMS 刺激受累侧皮层运动区或低频 rTMS 刺激健侧皮层运动区，用于治疗运动区脑卒中。其中对于治疗手功能运动障碍，推荐使用 1 Hz 刺激健侧 M1，强度为 100% ~ 120%RMT；10 Hz 刺激患侧 M1，强度为 80% ~ 100%RMT。rTMS 高频或低频刺激 Broca 区，治疗运动性失语症，1 Hz 刺激右侧额下回皮层，强度 80% ~ 90%RMT。爆发模式 cTBS 序列刺激左侧后顶叶皮层治疗偏侧忽略，强度 80%RMT。Meta 分析结果显示低频 rTMS 治疗、高频 rTMS 治疗和高频 cTBS 治疗都能在不同程度改善卒中后 USN 患者的忽略程度。rTMS 还可以应用于轻度认知障碍患者的治疗。Meta 分析结果显示 rTMS 治疗组较对照组能够显著改善 MCI 患者的认知功能。rTMS 能够显著提高 MCI 患者在总体认知水平，以及情景记忆、词语流畅性等单一认知域的神经心理学检测评分。

第三节　镜像疗法

一、概述

"中枢干预"，学界也称为"非侵入性脑部刺激"，包括经颅直流电刺激、脑－机接口、镜像治疗、运动想象、经颅磁刺激技术等。中枢干预技术通过各种精准定位，实现对于损伤脑区或功能脑区进行"直接"刺激。其中镜像疗法是目前临床应用较为广泛的主动中枢干预技术之一，具有操作简便，易于使用，成本适宜的临床应用优势。

中枢神经系统基本功能是感知－加工－传出的基本过程。其中，视觉作为人体重要的外在感受，也涉及知觉和意识等高级中枢的活动。海市蜃楼、水中的倒影、镜面的映像等这些自然生活现象，通过视觉可以对我们的大脑进行"欺骗""愚弄"。基于视觉错觉，早期 Ramachandran 等在利用镜子观察截肢后幻肢痛患者时，发现提出了镜像疗法（图 5-3-1）。镜像疗法涉及动作观察、动作想象和动作模仿的过程，强调了肢体的双侧运动。目前除了幻肢痛外，镜像疗法也应用于脑卒中、复杂区域疼痛综合征、脑瘫、手外伤等临床常见疾病。其中，在脑卒中康复领域，临床循证证据指出，镜像疗法对于脑卒中上肢运动功能的恢复具有中度疗效，可以改善单侧忽略、降低疼痛和提高日常生活活动能力，是当前脑卒中上肢康复领域较为有效的 6 种疗法之一。

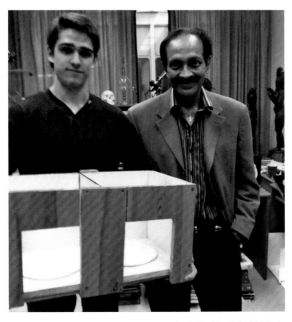

图 5-3-1　Ramachandran（右）与他原创的镜盒

二、机制与临床操作

（一）机制

镜像疗法是一种通过镜像反映健侧肢体，促进患者感觉和运动功能恢复的现代化康复疗法。作为一种主动中枢干预技术，目前关于镜像疗法对于大脑皮层可塑性的作用机制，仍是一个未解之谜。国外学者在一篇系统性回顾中对比总结提出：镜像视觉反馈提高了涉及注意力和认知控制神经区域的活性（背外侧前额叶皮层，扣带回后部，S1和S2，楔前叶）。因而镜像疗法可提高患者对于患侧肢体的注意力进而提高对于患侧肢体的支配。镜像疗法的核心是创造一致的双侧同步错觉，以减轻习得性的废用，增加肢体的存在感。此外，镜像神经元系统的发现也为镜像疗法提供了理论支持。镜像神经元不仅在执行特定动作时兴奋，而且在个体观察其他同类执行相同动作时兴奋。镜像疗法涉及了动作观察，心像练习被认为可以激活镜像神经元。

（二）临床操作

目前国际上多采用传统的镜像疗法，即平面镜成像。在临床操作过程中，在患者面前沿正中矢状面放置一块镜子，训练患肢功能时患者将双上肢或双下肢置于镜子的两侧，健肢在反光面侧，身体稍偏向健侧以便能看清镜面上反射的健手镜像，患肢被镜子挡住不进入患者视野。治疗时嘱患者控制双侧肢体同时做同样的动作，此时健肢可完成，而患肢不能，让患者尽可能的想象患肢也在活动。

以感觉功能康复为例，在感觉治疗方面，结合患者基本情况，涉及手的抓握、腕背伸、拇外展、前臂旋后四个训练模块，利用视觉的感知觉反馈，应用于患侧手的训练，可提高患者触压觉的恢复。镜像疗法产生的视错觉，对上肢的轻触觉等感觉和运动障碍有改善作用，同时针对痛觉障碍，如脑卒中后中枢性疼痛，镜像疗法可作为疼痛抑制性治疗。

三、创新与临床研发

在临床康复实践中，平面镜的应用广泛，它在康复镜像治疗中起到了重要的作用。在使用平面镜的过程中，治疗师对患者进行一对一的康复训练，但通常镜子的角度不能根据患者实际情况自由调节，因身高的高低影响患者观察镜子的角度等。此外，在镜像治疗过程中，患者需要自主想象，将镜像中的健侧手想象成"患侧手"，从而在大脑中建立脑网络连接，促进患侧手功能的改善，诱发患肢活动，而在实际操作过程中，患者的参与程度和治疗效果在极大程度上受环境的影响。针对这个问题，结合贾杰教授手功能团队在临床的特色治疗方法，羿生智能康复镜对临床上现有的平面镜进行了改进，创新性的提出了言语训练和镜像训练相结合的镜像训练方式，适用人群更广，可以广泛用于脑卒中后导致的手功能障碍、言语功能障碍、复杂区域疼痛综合征、偏侧忽略、截肢及手部手术患者患肢痛等。智能康复镜（图 5-3-2）利用平面镜成像原理，将健侧活动的画面复制到患侧让患者想象患侧运动，配合语音小助手的语音指令，通过视错觉、视觉反馈、虚拟现实，以及听觉反馈转换言语功能，结合康复训练项目全方面促进神经重建及言语功能的恢复。它包含一个智能语音助手、一个言语观察镜和一面桌面可调节镜，在使用中，可以有多种组合训练方式，发挥 1+1 > 2 的疗效，为现阶段临床康复治疗带来极大的帮助。

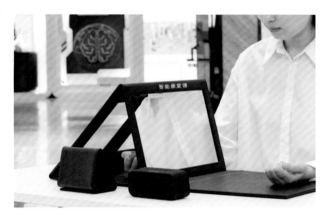

图 5-3-2　智能康复镜

　　传统镜像疗法依赖于平面镜，从治疗设备上限制了其操作实施和疗效。国内贾杰教授团队提出了视频引导下的多模态镜像疗法，通过合理设计，改造传统成像设备，即利用摄像头拍摄健手影像，通过处理后将镜像翻转的影像反馈到患侧并对训练进行规范、系统地操作，以更好地形成视错觉，达到激活特定脑区的目的（图 5-3-3）。该方法应用于一例慢性期脑卒中患者，训练后患者手部精细功能恢复显著，fMRI 显示大脑运动皮层激活增强，在中枢神经方面发挥了一定作用，并取得外周功能提高的效果。结合该多模态创新技术，贾杰教授团队深入进行镜像疗法中枢干预的创新临床机制探索。

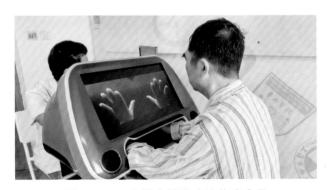

图 5-3-3　多模态镜像疗法临床应用

（1）促进运动准备：与上肢被动／主动运动训练相比，多模态镜像疗法能够更显著提高脑卒中患者上肢运动功能与左右手判断表现。并从行为学角度提出 MVF 对运动准备阶段的影响。此外，研究发现，多模态镜像疗法对于亚急性期患者（6 个月以内）上肢运动功能、日常生活能力表现改善效果更加明显；对于中—重度上肢运动功能损伤（FMA-UL ≤ 34 分），或病灶位于右侧半球的脑卒中患者上肢运动功能改善效果更加明显，提示了镜像视觉反馈治疗更受益的潜在患者类型。

（2）改善脑卒中患者上肢功能相关的静息态脑网络：研究表明，与单纯的上肢被动／主动运动训练相比，结合"闭环康复"理念的多模态镜像疗法能够明显提高亚急性期脑卒中患者上肢运动功能，包括手、腕部运动功能；改善患者日常生活活动能力，特别是转移和行走能力。经静息态脑网络分析发现，与单纯的上肢被动／主动运动训练相比，接受多模态镜像疗法"闭环康复"干预的亚急性期脑卒中患者脑网络功能性分离程度提高，提示其网络连接效率增强。局部 CC 分析发现，接受多模态镜像疗法"闭环康复"干预的患者病灶侧枕部、颞部，以及双侧的顶叶、中央区域节点局部 CC 增高，提示脑网络中视觉、躯体感觉和运动相关区域的网络连接增强。

第四节　脑－机接口

脑－机接口技术是一种在周围神经及肌肉这一正常传出通路被阻断的情况下实现人与外界环境的交互并显示或实现人们期望行为的电脑系统。借助脑－机接口技术，人们就可以直接用脑来操作设备，而不需要通过语言或肢体的动作。这是一种全新的控制和通讯方式，对于无法控制肢体活动或语言交流存在障碍的残疾人来说有着极其重要的意义。脑－机接口的一个主要应用就是神经功能障碍残疾人的辅助支持与康复。

一、概述

BCI 或说是 BMI，是指大脑与计算机或外界设备之间的一种联系或通路，其运作原理（图 5-4-1）：主要通过对来自大脑信号的采集（包括采集、放大、滤波、A/D 转换等），然后进行数字信号的特征提取，得到最具有代表性（如代表某一功能活动）的特征量，然后经分析后转换成控制外部设备的指令，计算机或外界设备也能产生相应的刺激反馈回大脑，以此实现大脑与计算机（外界设备）之间的交互作用。

二、理论基础

BCI 对运动行为的强化是其训练与学习的关键机制之一。在正常人中观察到脑－机接口驱动运动学习，可解释其在脑卒中患者中应用的机制。最原始的巴甫洛夫条件反射，或通过练习与强化新的习得行为技能，是常见的初始机制。巴甫洛夫条件反射使患者能够与BCI 进行整合训练，通过对大脑激活获取信号并分析，将患者的运动意图转化为指令，并输出给外部设备产生动作，从而间接实现对肢体运动的控制（如通过功能性电刺激对手运动进行控制）。在这一过程中，脑区的激活对于患者的运动再学习非常重要，它加强了神经元的功能性募集，促进了残余神经通路的重塑。

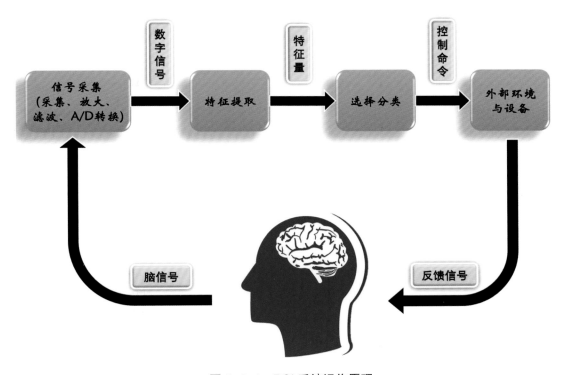

图 5-4-1　BCI 系统运作原理

研究表明，将刺激与强化（正反馈）或惩罚（负反馈）进行匹配，组成人类的学习过程；最有效且熟知的机制为突触前细胞与突触后细胞之间持续、重复的信息传递所导致的突触传递效能增加。而"脑－机接口诱导下的赫布神经元恢复理论"就建立在这一机制之上，强调强化的量与时间或频率对学习有效性和特异性的影响。这一突触可塑性的基本机制则被应用于脑损伤后康复治疗中。另外，赫布型学习模式能通过再训练或再创造，进行功能性皮质活动，实现运动输出所需的必要突触连接，从而促进脑卒中患者康复。

患者运动意图与执行 BCI 任务之间的匹配程度越高，大脑皮质越容易出现神经重塑。这在 BCI 整合功能性电刺激或其他治疗模式时明显可见：通过从大脑皮质采集提取特征性信号，促进远端手部肌肉收缩，即将脑区激活与外周刺激进行匹配，形成一个正常运动模式的反馈闭环通路，从而实现患者功能支配的恢复。

三、运用流程

（一）运动意图的获取

目前临床应用于脑卒中后手功能康复的 BCI 技术多基于运动想象，通过给患者采集脑电图进行特征处理，从而获取运动意图。

运动想象能够促进修复或重建受损伤的感觉运动传导通路，使部分处于休眠状态的神经元苏醒过来并担任起代偿的作用。现有研究表明，当患者想象单侧肢体运动时，大脑对侧运动感觉区的皮质开始激活、代谢和血流增加，脑电的 μ 节律（8 ～ 13 Hz）和 β 节律（14 ～ 30 Hz）频谱振荡的幅度减小或阻滞，这一电生理现象称作 ERD 现象。与之相反，同侧大脑对应区域处于静息或惰性状态，μ 节律和 β 节律频谱明显波幅增高，将其称为 ERS 现象。运动想象与实际运动在时间和空间上所产生的电生理现象基本一致，这也证实这两种行为是通过相同脑内传导通路来实现的。所以，可以利用运动想象作为 BCI 系统的信号输入源。运动想象诱导的脑电属于内源性诱发响应，是真正由受试者主观意识诱发的脑电成分，而且反映了主观运动意图形成到执行的过程，因此对于脑认知研究中意识和智力本质的揭示具有更显著的意义，也是各研究机构使用最多、研究最广泛的脑电信号种类。

运动想象能激发主动式自发性脑电信号，可以通过分析患者的脑电图信息来检测其运动交互的意图，来完成用户与外部设备之间的交互，可以用于帮助思维正常但运动功能缺失的人提供一种辅助运动功能和对外交流信息的手段，如控制轮椅、假肢等。同时能够诱导并促使大脑的神经可塑性，激发患者的主动运动意愿，从而实现对偏瘫患者的主动康复训练。运动神经康复的研究表明，利用想象动作电位设计的 BCI 系统，能够建立最接近于原有损伤通路的神经通路，这是该部分运动神经恢复和重建的强有力条件。因而，运动想象脑电信号的研究对于运动功能康复领域的发展也具有显著的意义。

（二）运动意图的反馈

BCI 多结合其他干预技术进行在脑卒中手功能的康复治疗，通过这些干预技术来对瘫痪上肢产生刺激，通过神经反馈增强运动控制网络重建，促进脑卒中受损脑区神经通路重塑和功能重组，恢复受损的运动控制功能。

纵观目前世界范围的脑-机接口在手功能方面的相关研究，大致可分为两大类，即 BCI 结合功能性电刺激和 BCI 结合外骨骼，总体上看两类应用各有千秋，各自都能取得一定程度上对患者的恢复效果。

（1）FES 结合 BCI 治疗脑卒中后手功能障碍是目前的研究热点之一。有研究显示，通过一个慢性脑卒中手指肌肉瘫痪的患者应用 BCI 结合 FES 进行治疗，发现在多疗程的治疗之后，个别的手指伸展功能得到一定程度的恢复。FES 结合 BCI 主要包括脑电信号的采集、脑电信号的处理和功能性电刺激系统三大部分，将人脑左手或右手运动想象时产生的 ERS/ERD 信号换为控制命令输出，传至 FES 系统，通过调节电刺激的强度去调节电流最终传递刺激，引起目标肌肉收缩进而实现手功能的恢复锻炼。该途径可以避开患者身体内部受损伤的通路，将其运动想象意愿直接传递给 FES 系统。FES 在刺激周围神经肌肉的同时也刺激传入神经增强了下运动神经元的兴奋性，加上不断反复重复强制性运动模式信息传入中枢神经系统，可以促进大脑受损区域突触效能的增强及受损半影区的可塑性增强，在皮质形成兴奋痕迹，从而形成了"自下而上"的神经传导通路。另外，FES 脑卒中偏瘫患者可以起到直接控制受损肢体的目的。对于那些神经阻断但肢体尚在的残疾人可利用 BCI 系统直接控制其肢体肌肉，使肢体完成日常生活基本动作，也在行使一种弥补患者残损功能的作用。综合 BCI 和 FES 技术各自的特点，并将两者结合对脑卒中偏瘫患者进行主动康复训练，对脑卒中后手功能康复有着极其重要的意义。这一结合形成了一种中枢干预与外周干预的新模式，促进神经通路的接合。BCI 在直接激活脑区的同时，输出信号配合外周功能性电刺激，再从外周进行刺激，两种刺激直接可能形成一种对接，促进患者功能更快地恢复手功能。

（2）外骨骼机器人：外骨骼式手功能康复机器人设计最常见采用的结构，其运动的形式由最初的手指末端直接拉伸式发展为模块化多关节驱动式，而为其提供驱动力的执行器也从电机驱动逐渐被由气动人工肌肉或气缸与气动人工肌肉相结合的方式所取代，并且随着各类传感的应用，将其集成于康复机器人，实现了能够实时反馈康复训练过程中的数据信息，帮助临床康复师评估患者的康复训练效果（图 5-4-2）。

BCI 的研究不仅为脑卒中患者提供了一种大脑与外界进行交流的新方法，也为康复训练提供了新途径。外骨骼结合 BCI 主要包括脑电信号的采集、脑电信号的处理和外骨骼产生运动三大部分。大脑在进行思维活动、产生动作意识或受外界刺激时，神经细胞将产生几十毫伏的电活动，可以通过一定的方法加以检测，再通过信号处理（主要是特征提取和信号分类）从中辨析出人的意图信号，最后将其转换为控制命令，来实现对外部设备的控制和与外界的交流。

目前仍在研究的基于 BCI 技术的康复机器人可以实现治疗与辅助一体。基于 BCI 技

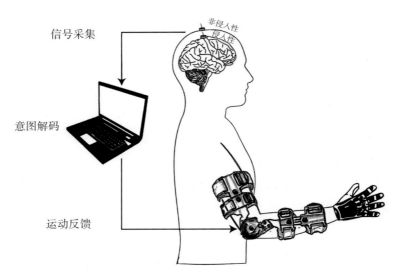

信号采集

非侵入性
侵入性

意图解码

运动反馈

图 5-4-2　结合外骨骼机器人的脑－机接口设备

术的康复机器人技术主要有两种作用：第一，利用 BCI 系统直接与外界交流，如控制神经假肢、智能轮椅、电脑荧幕上的光标等；第二，基于中枢神经系统的可塑性理论，可利用 BCI 系统进行神经再恢复。

第五节　运动想象

运动想象疗法属于主动中枢干预技术，强调充分激发患者的主观能动性，在不伴有实际动作的情况下激活患者的神经网络，从而促进患者肢体功能重塑。国内外脑卒中康复指南均推荐将运动想象疗法作为常规康复治疗的补充。运动想象疗法注重中枢成分，而传统康复技术注重外周成分，二者相结合则十分契合"中枢－外周－中枢"的现代脑卒中康复理论。

一、运动想象的概念和发展历史

运动想象源于心理学的"表象"概念，"表象"指的是人脑对客观事物的编码，主要涉及记忆功能，而"想象"则是人脑对已有表象进行加工改造而形成新形象的过程，是思维活动的一种特殊形式。1950 年，"心理想象"的概念被首次提出，其核心是个体的感觉器官在未受到外界刺激时，可以通过中枢神经系统的想象机能而产生类似感觉输入的体验。由此延伸，当想象的对象是肢体动作时，运动想象便自然产生，学术上将其定义为个体在内心模拟、演练特定的肢体动作，但不伴有明显的外在活动。运动想象在英文文献中的表达方式有很多，如"motor imagery""mental practice""mental rehearsal"，这些词汇通常可以互换。

运动想象最初用于体育技能训练，运动员可以根据特定动作的技术要领，在不伴有明显躯体动作的条件下，想象完成该动作时伴随的多种感觉，如空间位置觉、平衡觉、视觉、速度觉、肌肉收缩的感觉等，从而主动在大脑中形成不同技巧性动作的"流程图"，并通过一定强度的想象训练完善该"流程图"，由此提升实际运动的表现水平。运动想象疗法在篮球运动员的罚球准确率训练、球类投掷靶标训练、新球手学习击球技能、运动员的肌肉肌力恢复性训练等场景下得到了充分的实践，取得了良好的效果。在实践中，运动想象的安全性、简便性、主动性、适应性等优点逐步显现，成为很多高水平运动员的有效技巧。

从 20 世纪 90 年代开始，运动想象训练逐渐被应用于脑卒中患者的肢体功能训练。其基本思路是脑卒中患者的运动神经系统损伤，其运动冲动无法顺利地传递到躯体的靶肌肉，但脑卒中患者大脑内有关运动的程序却有可能完整或部分保留下来，由此患者可以在引导下进行运动想象，而持续的运动想象训练将维持脑卒中患者大脑感觉运动系统的兴奋性，为受损通路的修复和新传导通路的重构提供中枢准备。因此，学者 Sharma 认为运动想象是脑卒中患者运动系统的一扇"后门"，为软瘫期的患者提供了训练的可能，也为患者的运动再学习的巩固提供了科学路径。现如今，运动想象技术已被广泛应用于脑卒中患者的上肢功能康复、下肢功能康复、日常生活能力训练、认知功能训练、吞咽功能训练等诸多领域。

二、运动想象的类型

运动想象按照想象视角可以分成动觉运动想象（kinesthetic imagery，KI）和视觉运动想象（visual imagery，VI）（图 5-5-1）。动觉运动想象指个体以自身作为感知的主体，以第一人称的视角想象自己正在做某个动作，在内心模拟感知与该动作相关的各种感觉输入，例如空间位置觉、速度觉、触觉等，又称内在运动想象。视觉运动想象又被称为外在的运动想象，在想象过程中个体采用旁观者的视角，仿佛自己在一定距离之外看到了自己或他人正在进行某个动作。

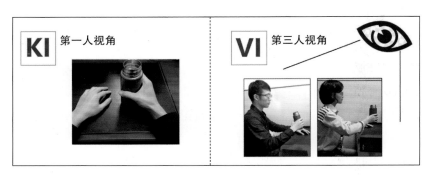

图 5-5-1　运动想象的类型（KI：动觉运动想象，VI：视觉运动想象）

　　研究表明，无论是动觉运动想象还是视觉运动想象都可以诱发与实际运动相似的生理反应，如心跳加速、呼吸频率加快。二者差异在于动觉运动想象可以明显激活感觉运动皮层和下顶叶皮质，而视觉运动想象的产生则与枕叶皮质和上顶叶皮质的兴奋有关。因此，动觉运动想象更多激活的是感觉运动系统，而视觉运动想象则强调动作画面的清晰度，临床实践中既可以单独应用也可以联合使用。

三、运动想象技术在脑卒中上肢功能康复中的应用

　　现有的运动想象临床研究大多关注其对于脑卒中后遗症期的上肢运动功能和日常生活能力的改善。近年来，研究发现将运动想象疗法和任务导向性训练、限制性诱导疗法、传统中医疗法等结合起来往往会取得更好的疗效。Sun 等通过小样本研究中发现运动想象和运动观察联合运用可以促进脑卒中患者手灵巧度和手部捏力的增加，此外运动想象和运动观察同步训练的效果优于非同步训练，可以显著增加损伤侧大脑运动皮层的兴奋性。Kim 等将 24 例后遗症期的脑卒中患者被随机分成两组，实验组采用运动想象结合常规物理治疗，对照组接受单纯的物理治疗，采用 Fugl-Meyer 评定量表的上肢部分（FMA-UE）和 WMFT 作为评价指标。结果显示患者接受运动想象结合常规物理治疗后，FMA-UE 评分显著提高且提升优于对照组，尤其是肩部和手腕部的运动功能。Park 等对一组样本量为 26 的后遗症期脑卒中患者进行前瞻性研究后发现，运动想象结合改良限制性诱导疗法比单纯的运动想象训练疗效更显著。Liu 等的研究也发现运动想象疗法和常规物理治疗联用可以更好地促进脑卒中患者手功能的恢复。Carrasco 等在一篇系统综述中很好地总结了运动想象和其他康复治疗手段联用的研究进展，如结合传统的物理治疗和作业疗法、结合任务导向性训练、结合限制性诱导疗法等。联合运用往往可以更好地促进脑卒中患者上肢运动功能的恢复，且该疗效在干预完成后通常可以维持 3 个月以上。综上所述，我们可以认为运动想象疗法是临床现有上肢常规康复手段的有效补充。

四、运动想象疗法在脑卒中下肢康复中的应用

运动想象疗法在脑卒中下肢康复中的应用研究主要集中在改善患者的步态控制和平衡功能等方面。Cho 等将 28 例后遗症期脑卒中患者随机分配至运动想象组和常规康复组，运动想象组在常规的步行训练中嵌入运动想象训练，每周训练 3 次，每次持续 15 分钟，共 6 周，想象训练的形式为先观看正确的步态指导视频，然后进行步行想象训练。治疗前后采用 10 m 步行测试、FMA 量表和坐站平衡测试评估患者的下肢运动功能。结果显示，在常规的步行训练中嵌入运动想象训练可以显著提升患者的步行功能和平衡能力。闫彦宁等采用两阶段交叉试验设计，研究了运动想象疗法在 20 例后遗症期脑卒中患者下肢功能中的疗效，结果发现运动想象训练可以通过改善患者偏瘫侧下肢的最大承重能力来提高其平衡功能，同时提高了患者的步行速率和跨步距离，且显著改善了患者与下肢有关的日常生活能力，但对下肢运动模式的纠正没有显著作用。Malouin 等招募了 12 例脑卒中受试者，以及年龄匹配的 14 例健康受试者，研究单次运动想象训练在脑卒中患者下肢功能康复中的作用，想象训练的主要内容为重心转移和坐站转移，评价指标包括下肢负重能力和工作记忆测试，结果发现运动想象训练完成即刻和完成后 24 小时随访时，受试者下肢的负重能力均明显提升，且负重能力的提升与工作记忆中维持和处理信息能力的提高有关。Li 等在 2017 年发表了针对脑卒种组患者进行运动想象训练对下肢步行能力和平衡能力作用的定量分析综述，结果表明运动想象训练可以改善脑卒中患者的步态，提升平衡功能，是一种具有潜在价值的下肢康复技术。不过目前缺少高质量的临床随机对照试验，样本量也普遍较小，不同研究设计存在明显的异质性，因此在该领域需要继续开展高质量、大样本的临床随机对照试验。

五、运动想象技术的神经作用机制

国内外诸多临床研究已经提示运动想象对脑卒中肢体功能康复具有一定的疗效，可以作为常规康复的补充，但运动想象的神经作用机制目前尚不清楚。理论是实践的基础，前瞻性的理论可以为临床研究指明方向，因此探究运动想象疗法背后的神经作用机制就显得尤其必要。目前有关运动想象的作用机制理论有很多，其中心理神经肌肉理论受到了最广泛的认可，还有学者通过对运动想象、运动执行的神经影像学进行分析，总结出了强化"运动准备"的前导理论，这两个理论紧密关联、相辅相成。

心理神经肌肉理论认为中枢神经系统储存有运动计划或者流程图，且对于特定的运动任务目标而言，实际运动和运动想象的流程图是相同或相近的。脑卒中患者虽然中枢神经系统受到不同程度的损伤，运动输出通路受阻，但其大脑中关于运动想象的流程图可能部

分或者完整地保留了下来。基于该理论，脑卒中患者在进行特定的运动想象活动时会激活与运动执行类似的神经肌肉冲动，但运动想象属于阈值下的兴奋而实际运动是阈值上的兴奋。

强化"运动准备"的前导理论认为虽然运动想象与实际运动激活的脑区大部分重叠，但运动想象对应的皮层激活更多与运动准备相关的次级运动区重叠，例如运动前皮层、辅助运动区及顶叶皮层等。因此，有文献总结出了区别于心理神经肌肉理论的假设，认为运动想象对应的脑神经活动更类似于运动上游准备阶段的脑区激活，在反复、较高强度的想象训练后，与运动准备有关的脑神经功能发生了正向的神经网络重塑，患者在训练后进行肢体活动时由于上述"前导效应"的作用，会有更高质量的运动输出。

六、运动想象能力的评定

在临床实践中，我们发现运动想象的训练效果和运动想象的能力紧密相关，想象得越生动、逼真，训练的效果会越好。为了提高运动想象疗法的治疗效果，需要对脑卒中患者的运动想象能力（motor imagery ability，MIA）进行评估，从而筛选出适合接受运动想象训练的对象。运动想象能力是评价个体能否进行生动、有效的运动想象的一个指标，用来衡量个体在脑海中模拟、排演出特定运动任务的难易程度。常用的运动想象能力的评定方法包括量表法、心理旋转法、时间一致性测试等，其强弱程度示意如图 5-5-2 所示。

（一）量表评定法

经典的运动想象能力问卷为动觉和视觉运动想象问卷（the kinesthetic and visual imagery questionnaire，KVIQ），包含 10 个常见的评定动作，包括颈部运动（屈曲－伸展）、肩部运动（耸肩）、躯干运动（屈曲）、上肢运动（肩关节前屈、肘屈曲－伸展、对指）、下肢运动（膝伸展、髋外展、脚打拍子、足外旋）。受试者需要实际进行着运动，然后立即想象做同样的运动。受试者根据 2 种方法，一种是评定想象后的清晰度（视觉评分），另一种是感受到的运动程度（运动觉评分）来对自己诱导的运动想象能力进行评分（分为 5 级，1 分为低想象力，5 分为高想象力）。

（二）心理旋转试验

心理旋转（mental rotation，MR）是认知心理学领域的经典范式，测试时要求受试者对于呈现在面前的一个或多个几何图形、身体部分、字母符号等客体，通过大脑的空间表征转换，判断该客体的空间特征。心理旋转试验与患者的视觉空间认知功能密切相关，与运动想象能力也紧密关联。脑卒中患者在进行运动想象康复训练之前，可以通过心理旋转试验对患者的运动想象能力进行筛查，只有当患者能在特定时间内以较高的正确率完成测

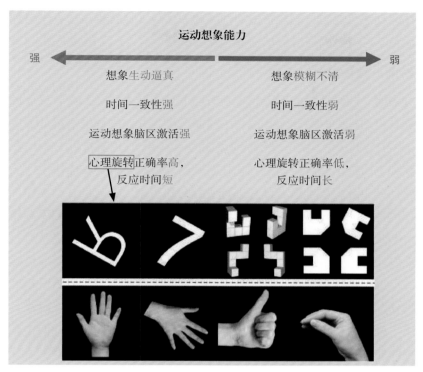

图 5-5-2 运动想象能力强弱的示意

试才可以被认为是运动想象训练的适用对象。

　　手心理旋转测试是临床最常用的心理旋转试验范式，该测试要求患者对旋转到不同空间角度的双手视觉刺激图片进行心理旋转，继而判断该图片内的手是左手还是右手（图 5-5-3）。该试验通常需要借助 E-Prime 软件来实现，要求被试者尽快准确地判断出现的图片是左手还是右手，并通过点击鼠标或键盘来实现判断。有研究表明如果患者的识别正确率在 75% 以下，就被认为是运动想象能力不足而不适合接受运动想象疗法。其中，贾杰教授手功能团队依据手心理旋转测试实验研发的心理旋转手功能评估系统，用于评估

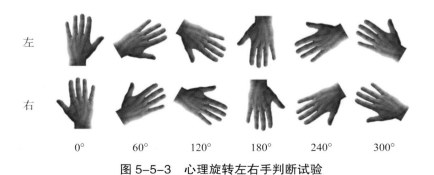

图 5-5-3 心理旋转左右手判断试验

患者的内隐性运动想象能力，满足评估加训练两大模式，保持提高患者中枢神经系统兴奋性，促进运动再学习，巩固运动记忆，加速神经重塑，被临床上逐渐应用。

（三）时间一致性测试

既往研究表明，较高质量的运动想象在时间上与实际运动执行有着显著的一致性，即运动想象完成某组动作的时间和实际运动的时间高度相关。因此，通过计算实际完成和想象完成相同动作的时间比值，就可以判断想象能力的强弱，比值越接近1代表想象能力越强。

华山医院和上海大学联合研制了九孔柱心理测试系统，选择临床康复评估常用的九孔柱试验为想象任务媒介，要求患者分别进行实际的和想象的九孔柱移动操作，进一步探索二者时间的相关性。如图5-5-4所示，在评估时受试者需要分别用健侧手和患侧手（或利手和非利手）实际操作9根放置在左侧区域的圆柱状木块，并在语音提示后按照顺序放入右侧区域的孔洞中。因为每一根圆柱下端都安装有和孔洞相匹配的磁感应传感器模块，因此该设备可以准确记录下实际操作完成的时间。当实际操作任务完成后，受试者还需要进行想象任务操作，当语音提示开始想象时，受试者开始分别想象用健侧手或者患侧手（或利手和非利手）操作9根放置在左侧区域的圆柱状木块到右侧区域的孔洞中，当想象完成时立刻按黄色的按键从而记录下想象的时间。

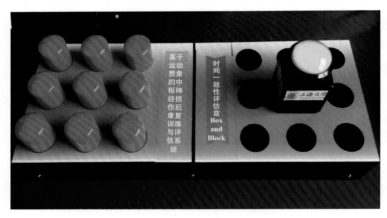

图 5-5-4　九孔柱心理测试系统工具

七、运动想象技术的实施方法

运动想象疗法的训练程序通常分成6个步骤：说明、预习、运动想象、重复、问题的解决和实际应用。说明是指在治疗开始前详细地跟患者解释运动想象的训练方法和步骤，以及在训练过程中的注意事项，要确认患者理解训练的内容之后才可以开始训练；预习指的是在治疗师帮助下，患者跟着治疗师一步一步完成最初的运动想象的尝试；接着是正式的运动想象任务，运动想象全程分成 3 个部分：进入想象环境、运动想象及返回真实的环境；运动想象训练和其他脑卒中后的康复治疗技术一样，只有反复大强度的训练，才能实现运动神经生理通路的重塑；问题的解决指的是运动想象的内容可以针对性地解决患者日常生活亟须完成的任务，比如抓握功能；最后是实际应用，指的是将运动想象的训练成果迁移到实际的生活场景中，让患者在真实的日常生活任务再现的情况下完成在运动想象训练中学会的新动作。

下面我们提供 1 个典型的脑卒中后上肢和手的运动功能训练的运动想象方案，训练需要安排在安静舒适的房间内，整个训练流程通常在 20 ~ 30 分钟（图 5-5-5）。

（一）第一部分（3 ~ 5 min）

请您设想自己躺在一个温暖、舒适的沙滩上，收缩及放松全身肌肉。

（二）第二部分（20 min）

（1）请您全身放松，想象坐位下，上肢上举过头并保持伸直，然后慢慢将上肢恢复原位。

（2）请您想象坐在桌前，胸前桌上放一水杯，用手握住水杯，用力向前将水杯推离自己，直至上肢向前伸直，默数 1、2、3、4、5，然后恢复原位。

（3）请您想象坐在桌前，手握一支铅笔在纸上连续快速地点点儿——1、2、3、4、5、6、7、8、9、10，然后做手腕旋转运动。

（4）请您想象五指用力伸开，然后用力握拳。

（5）请您想象坐位下保持上肢自然下垂，屈肘 90°，手心向下，然后将手心翻向上，再翻向下，反复 5 次，最后将上肢恢复自然下垂。

（6）请您想象用拇指与每一个手指对指，先用拇指与示指用力对捏，拇指与中指用力对捏，拇指与环指用力对捏，最后拇指与小指用力对捏。

（7）最后请您想象伸手拿杯子喝水的动作，想象手臂前伸同时松开五指，握住杯子，然后缓慢送入口中，最后将杯子放回原位。

（8）请您想象躺在一个温暖舒适的沙滩上，腹部放一乒乓球，想象用手将它拿到身体旁边。第二部分每个动作重复 4 遍。

（三）第三部分（3 ~ 5 min）

请您把注意力集中于自己的身体和周围环境，睁开眼睛，深呼吸全身放松。

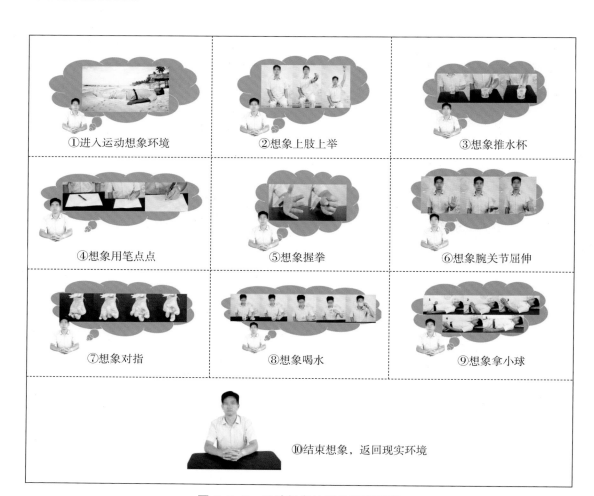

图 5-5-5　运动想象的训练流程示意

第六节　经颅超声

一、经颅超声的概念

　　声音是当物体以给定的基本频率振动时产生的压力或机械波。"超声波"特指频率高于人类听觉范围（>20 kHz）的声波。最早在 1929 年 Newton Harvey 便发现超声对大脑神经元有影响，但一直到 21 世纪初，超声在非侵入性神经调控方便的作用才被人逐渐重视。

　　经颅超声刺激（transcranial ultrasound stimulation，TUS）是指利用特定的超声探头，

通过水或凝胶路径耦合到头部，透过颅骨将一定频率的超声波传递到特定部位的脑组织，从而影响神经、血管，刺激大脑产生一系列生物效应的中枢干预手段（图5-6-1）。有着成本低、无创的优点。

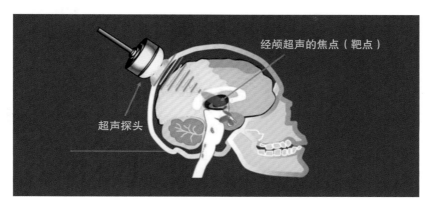

图 5-6-1　经颅超声刺激示意

TUS的焦点可以达到毫米级，相较于其他中枢干预技术，不仅能干预浅层皮质，还能有效、安全、精准地干预深部脑区（如丘脑），且传播方向性佳、时间和空间分辨率高，易于适应闭环疗法。由于聚焦超声（focused ultrasound，FUS）能量畸变小，定位更精准，因此是临床治疗及研究的重点。

根据声强不同，FUS可分为高强度经颅超声刺激（high intensity focused ultrasound stimulation，HIFU）和低强度经颅超声刺激（low intensity focused ultrasound stimulation，LIFU）。空间峰值脉冲平均声强（ISPPA）指在声场中或某一指定平面内的脉冲平均声强的最大值。单位为 W/cm^2。LIFU通常 ISPPA $< 100\ W/cm^2$。

HIFU多用于破坏病理性活跃的轴突和神经元，可进行溶栓、肿瘤病灶的切除、特发性震颤的治疗等。LIFU则多用于无创性调控大脑皮层、大脑深部的脑区。

二、经颅超声的作用及机制

（一）溶栓

超声可作为单一治疗手段直接溶栓，也可联合溶栓药物重组组织型纤溶酶原激活剂（recombinant tissue plasminogen activator，rt-PA）提高溶栓效率。低频TUS可提高组织纤溶酶原激活物的溶栓效率。

1. 机械作用

机械作用是超声溶栓的主要作用机制。表现为超声波对血栓产生强烈的机械振动，松解原本紧致的纤维蛋白结构，充分暴露纤溶酶作用位点，更好地促进血栓的溶解。此外，超声波还可产生声流现象，在血栓表面产生高速度梯度，形成剪切力，机械破坏血栓表面。

2. 空化效应

空化效应指存在于液体中的微气核空化泡在声波的作用下振动，当声压达到一定值时发生膨胀、收缩以至内爆的动力学过程。这种爆裂和振动可以直接引起血栓的破坏，大量暴露血栓表面，同时使附近液体形成微流，促进 rt-PA 等药物的流动，两者接触面积增大，进一步加快血栓溶解。

3. 热效应

靶区局部可产生热效应，使血栓附近温度升高、局部组织的血液循环加速，同时提高纤溶酶活性，帮助溶栓。

（二）减少神经元凋亡

TUS 在关于缺血性脑卒中的动物实验或临床使用上，表现出了减轻神经损伤、促进恢复的作用。有数篇文献发现，在急性期应用 LIFU，可有效减少脑梗死面积、缓解缺血再灌注损伤。

1. 减少脑组织的炎症反应

中性粒细胞浸润引起的炎症反应是缺血性脑卒中神经损伤的重要原因，而多项研究表明 TUS 治疗后，病灶处的中性粒细胞明显减少，减轻炎症因子的释放，抑制细胞毒性水肿和氧化应激，减少神经元凋亡，有助于半暗带的恢复。这可能与 TUS 促进某些抗炎蛋白质的生成有关。此外，TUS 还可改变血红蛋白构象提高红细胞的携氧能力，减轻炎症组织酸中毒。

2. 促进脑血流恢复

（1）促进血栓溶解：如上文所述，TUS 可直接或间接作用于血栓，促进脑卒中患者的血管再通，增加缺血区供血、挽救半暗带。

（2）促进内皮型一氧化氮恢复：LIFU 可以提高一氧化氮（nitric oxide，NO）合成酶的活性，促进内皮型 NO 的生成，扩张血管，改善微循环灌注，促使侧支循环开放，帮助半暗带血供恢复。

3. 促进脑源性神经营养因子产生

脑源性神经营养因子（brain-derived neurotrophic factor，BDNF）有促进中枢神经生长发育、维持神经系统正常功能的作用，是影响神经可塑性的重要因子。多种证据表明，LIFU 能通过某种信号通路提高 BDNF 的水平，减少神经元凋亡或退行性病变，增加神经可塑性，促进脑卒中后的功能恢复。

（三）神经调节

LIFU 可根据占空比、振幅、辐照时间、强度等参数的不同调节神经，起到兴奋或抑制局部脑区的效果。改善脑卒中后的半球间失衡状态，促进功能恢复。

（1）机械作用：超声波的机械作用可引起通道动力学和膜电容的变化，从而导致兴奋性的改变。①通道动力学改变：有学者提出，超声波的机械力可作用于脑组织，使神经元或胶质细胞的细胞膜产生位移和张力变化，引起机械力敏感离子通道改变，从而进行神经调节。②膜电容的变化：据推测，超声辐射可使膜电容产生变化，影响神经兴奋性，但此理论还需要进一步证据支持。

（2）热效应：哺乳动物的大脑对温度敏感，只需要 0.1 ℃的温度变化就可以出现神经活动的变化。超声波产生的局部温度升高能可逆性地抑制神经，这可能是通过激活热敏双孔域钾（K2P）通道，降低静息膜电位，从而减少神经元放电导致的。然而目前临床及研究中用于神经调节的多为 LIFU，其作用靶点产生的温度小于 0.1 ℃，变化有限，因此热效应在神经调节中起到的作用还有待商榷。

三、康复临床应用

（一）辅助溶栓

TUS 可通过机械作用、空化、热效应来直接或间接促进溶栓过程，在患者发病早期便可进行干预，以加速脑血流恢复、改善预后。在国内外已有多项研究证明 TUS 溶栓的有效性，超声微泡溶栓对于急性缺血性脑卒中是安全有效的，其与药物溶栓联合使用也被证实对患者脑血流量的恢复有显著增加。但是，适用于急性缺血性脑卒中的最佳超声参数设置、溶栓药物及微泡浓度还需要进一步探究。

（二）促进躯体运动功能恢复

LIFU 能精准地调控运动脑区。Leo 等以 LIFU 刺激人类大脑初级运动皮层，发现 LIFU 可增加其目标脑区激活体积，且该激活体积在空间上主要限于运动皮层，不会扩展至功能连接的运动区域。而牛延良等进行的大样本量临床试验表明，在常规康复干预基础上辅以 TUS 治疗，能进一步促进急性脑梗死患者肢体运动功能改善。除了脑卒中，LIFU 在阿尔茨海默病等神经退行性疾病中也有很好的效果。在一项研究中，针对患者的海马或黑质进行 LIFU 治疗后发现，87% 的患者表现出精细运动评分提高，87.5% 大体运动评分提高，同时部分海马出现再生迹象。

（三）改善患者日常生活活动能力

多项研究发现，TUS 的应用对脑卒中患者的功能恢复、生活自理能力的提升有显著的效果，尤其是与其他康复干预治疗联合进行后，患者的日常生活活动能力、运动功能等评分相较于单纯康复干预治疗有明显提升。此外，在阿尔茨海默病的研究中，LIFU 的应用使患者出现不同程度的认知功能和精细动作恢复。

在一篇案例报道中，对一名因重度脑损伤而出现严重意识障碍的患者使用 TUS 刺激丘脑后，出现了明显的好转，包括语言、认知、运动功能不同程度的恢复。虽然这只是单独个例报道，但无疑显示出了 TUS 的潜力。

（四）诱发躯体感觉

TUS 可以减少两点辨别觉的阈值，提高感觉的灵敏度和精确度。刺激一侧躯体感觉皮质后，能短暂引起对侧手区包括触觉、压觉、温觉、冷觉在内的各种感觉，可以帮助缺血性脑卒中患者后期感觉功能的训练和恢复。在某些文章中也报道了 TUS 对慢性疼痛的改善作用。

四、不良反应

TUS，尤其是康复临床上主要应用的 LIFU 已经被证明是安全可行的。随着科技的进步，TUS 的不良反应越发少见，强度较大、持续时间较久的 TUS 可导致受试者出现轻微头晕头痛，治疗部位出现皮疹嗜睡、肌肉抽搐及瘙痒等症状，但停止治疗数日后可消失。在溶栓治疗中，有文章提出 TUS 的使用会增加颅内出血的概率，也有研究未发现此类证据，这可能与不同研究者使用的超声参数不同有关。关于热效应与空化效应，在 LIFU 的使用中未发现此类不良反应。

参考文献

[1] 中国经颅直流电刺激脑卒中康复临床应用专家共识组 . 经颅直流电刺激技术应用于脑卒中患者康复治疗的专家共识 [J]. 中华物理医学与康复杂志，2021，43（4）：289-294.

[2] 唐朝正 . 经颅直流电刺激改善慢性期脑卒中手功能障碍的脑机制研究 [D]. 福州：福建中医药大学，2016.

[3] 陈创，唐朝正，王桂丽，等 . 经颅直流电刺激结合任务导向性训练改善脑卒中患者上肢运动功能的静息态 fMRI 研究 [J]. 中国康复医学杂志，2016，31（11）：1183-1188.

[4] 唐朝正，陈创，丁政，等 . 经颅直流电刺激应用于脑卒中上肢和手功能康复的研究进展 [J]. 中

华物理医学与康复杂志，2017，39（5）：391-396.

[5] 王传凯，贾杰.经颅直流电刺激在脑卒中后下肢运动功能康复中的研究进展 [J]. 中国康复医学杂志，2020，35（12）：1503-1508.

[6] 李达，许毅，安建雄，等.重复经颅磁刺激治疗专家共识 [J]. 转化医学杂志，2018，7（1）：4-9.

[7] 杨雨洁，朱毅，程洁，等.重复经颅磁刺激治疗卒中后单侧空间忽略的 Meta 分析 [J]. 中国康复理论与实践，2017，23（3）：363-369.

[8] 王梦，潘小平，邓伟华，等.重复经颅磁刺激治疗轻度认知功能损害的系统评价与 Meta 分析 [J].中国循证医学杂志，2015，15（12）：1393-1400.

[9] 黄格朗，唐夏林，黄燕.1Hz 低频重复经颅磁刺激对脑卒中后偏瘫上肢痉挛及运动功能作用的 meta 分析 [J]. 中国康复医学杂志，2018，33（6）：701-705，709.

[10] THIEME H，MORKISCH N，MEHRHOLZ J，et al. Mirror therapy for improving motor function after stroke[J]. Cochrane Database Syst Rev，2018，7（7）：CD008449.

[11] POLLOCK A，FARMER S E，BRADY M C，et al. Interventions for improving upper limb function after stroke[J]. Cochrane Database Syst Rev，2014，2014（11）：CD010820.

[12] DING L，WANG X，GUO X，et al. Camera-Based mirror visual feedback：potential to improve motor preparation in stroke patients[J].IEEE Trans Neural Syst Rehabil Eng，2018，26（9）：1897-1905.

[13] DING L，WANG X，CHEN S，et al.Camera-Based mirror visual input for priming promotes motor recovery，daily function，and brain network segregation in subacute stroke patients[J].Neurorehabil Neural Repair，2019，33（4）：307-318.

[14] SOEKADAR S R，BIRBAUMER N，SLUTZKY M W，et al. Brain-machine interfaces in neurorehabilitation of stroke[J].Neurobiology of Disease，2015，83：172-179.

[15] 陈树耿，贾杰.脑机接口在脑卒中手功能康复中的应用进展 [J]. 中国康复理论与实践，2017，23（1）：23-26.

[16] GOMEZ-RODRIGUEZ M，PETERS J，HILL J，et al. Closing the sensorimotor loop：haptic feedback facilitatesdecoding of motor imagery[J].J Neural Eng，2011，8（3）：36005.

[17] 贾杰."中枢 - 外周 - 中枢"闭环康复——脑卒中后手功能康复新理念 [J]. 中国康复医学杂志，2016，31（11）：1180-1182.

[18] 孙莉敏，王鹤玮，徐国军，等.运动想象联合常规康复训练促进脑卒中患者功能恢复的静息态功能性磁共振研究 [J]. 中华物理医学与康复杂志，2019，41（2）：84-90.

[19] 贾杰.脑卒中后手功能康复现状 [J]. 老年医学与保健，2015，21（3）：129-131.

[20] WINSTEIN C J，STEIN J，ARENA R，et al. Guidelines for adult stroke rehabilitation and recovery：a guideline for healthcare professionals from the American Heart Association/American Stroke Association[J].Stroke，2016，47（6）：e98-e169.

[21] SAVAKI H E，RAOS V. Action perception and motor imagery：mental practice of action[J]. Prog Neurobiol，2019，175：107-125.

[22] PARAVLIC A H，SLIMANI M，TOD D，et al. Effects and dose-response relationships of motor

imagery practice on strength development in healthy adult populations：a systematic review and meta-analysis[J].Sports Med，2018，48（5）：1165–1187.

[23] 王鹤玮，贾杰，孙莉敏.运动想象疗法在脑卒中患者上肢康复中的应用及其神经作用机制研究进展 [J]. 中华物理医学与康复杂志，2019，41（6）：473–476.

[24] KILINTARI M，NARAYANA S，BABAJANI-FEREMI A，et al. Brain activation profiles during kinesthetic and visual imagery：An fMRI study[J].Brain Res，2016，1646：249–261.

[25] MACINTYRE T E，MADAN C R，MORAN A P，et al. Motor imagery，performance and motor rehabilitation[J].Prog Brain Res，2018，240：141–159.

[26] 高家欢，胡昔权，尹明宇，等 . 动觉运动想象和视觉运动想象对脑卒中患者上肢功能恢复及日常生活活动能力的影响 [J]. 中华物理医学与康复杂志，2017，39（11）：815–818.

[27] 刘华，程钰琦，李洋，等 . 中文版运动觉 – 视觉想象问卷的结构效度 [J]. 中国康复理论与实践，2017，23（5）：580–583.

[28] ZHANG J J Q，FONG K N K，WELAGE N，et al. The activation of the mirror neuron system during action observation and action execution with mirror visual feedback in stroke：a systematic review[J].Neural Plast，2018，2018：2321045.

[29] SONG K，WANG L，WU W. Mental practice for upper limb motor restoration after stroke：an updated meta-analysis of randomized controlled trials[J].Top Stroke Rehabil，2019，26（2）：87–93.

[30] KIM S S，LEE B H.Motor imagery training improves upper extremity performance in stroke patients[J].J Phys Ther Sci，2015，27（7）：2289–2291.

[31] PARK J，LEE N，CHO M，et al. Effects of mental practice on stroke patients' upper extremity function and daily activity performance[J].J Phys Ther Sci，2015，27（4）：1075–1077.

[32] 张亚菲，张通 . 运动想象治疗脑卒中患者手部运动功能的疗效研究 [J]. 中国康复，2017，32（1）：3–5.

[33] 马双媛，杨欣刚 . 运动想象疗法对脑卒中偏瘫患者日常活动能力和运动功能的影响 [J]. 现代实用医学，2019，31（12）：1656–1658.

[34] MIZUGUCHI N，KANOSUE K.Changes in brain activity during action observation and motor imagery：their relationship with motor learning[J].Prog Brain Res，2017，234：189–204.

[35] LI R Q，LI Z M，TAN J Y，et al.Effects of motor imagery on walking function and balance in patients after stroke：a quantitative synthesis of randomized controlled trials[J].Complement Ther Clin Pract，2017，28：75–84.

[36] TONG Y，PENDY J J，LI W A，et al.Motor Imagery-Based Rehabilitation：Potential Neural Correlates and Clinical Application for Functional Recovery of Motor Deficits after Stroke[J].Aging Dis，2017，8（3）：364–371.

[37] RUFFINO C，PAPAXANTHIS C，LEBON F.Neural plasticity during motor learning with motor imagery practice：Review and perspectives[J].Neuroscience，2017，341：61–78.

[38] LUDEMANN-PODUBECKA J，NOWAK D A.Mapping cortical hand motor representation using

TMS：A method to assess brain plasticity and a surrogate marker for recovery of function after stroke?[J].Neurosci Biobehav Rev，2016，69：239-251.

[39] WANG H，SUN L，JIA J.The plasticity of resting-state brain networks associated with motor imagery training in chronic stroke patients[J].IEEE Trans Neural Syst Rehabil Eng，2019，27（10）：2237-2244.

[40] SEARLE J A，HAMM J P.Mental rotation：an examination of assumptions[J].Wiley Interdiscip Rev Cogn Sci，2017，8（6）：e1443.

[41] HAMADA H，MATSUZAWA D，SUTOH C，et al.Comparison of brain activity between motor imagery and mental rotation of the hand tasks：a functional magnetic resonance imaging study[J]. Brain Imaging Behav，2018，12（6）：1596-1606.

[42] BRAUN N，KRANCZIOCH C，LIEPERT J，et al.Motor imagery impairment in postacute stroke patients[J].Neural Plast，2017，2017：4653256.

[43] DARMANI G，BERGMANN T O，BUTTS PAULY K，et al. Non-invasive transcranial ultrasound stimulation for neuromodulation[J]. Clin Neurophysiol，2022，135：51-73.

[44] 刘婧，刘子渤，李红玲.经颅超声刺激辅助缺血性脑卒中后康复训练的研究进展[J].中华物理医学与康复杂志，2021，43（3）：268-272.

[45] 张冰，王浩.超声溶栓临床应用的研究进展[J].中华医学超声杂志：电子版，2019，16（10）：785-789.

[46] 罗云，朱燕.经颅超声刺激治疗脑卒中的研究现状[J].按摩与康复医学，2019，10（8）：61-63.

[47] BAEK H，SARIEV A，LEE S，et al.Deep cerebellar low-intensity focused ultrasound stimulation restores interhemispheric balance after ischemic stroke in mice[J].IEEE Trans Neural Syst Rehabil Eng，2020，28（9）：2073-2079.

[48] PRIETO M L，FIROUZI K，KHURI-YAKUB B T，et al.Spike frequency-dependent inhibition and excitation of neural activity by high-frequency ultrasound[J]. J Gen Physiol，2020，152（11）：e202012672.

[49] PANG N，HUANG X，ZHOU H，et al.Transcranial ultrasound stimulation of hypothalamus in aging mice[J].IEEE Trans Ultrason Freq Control，2021，68（1）：29-37.

[50] AI L，BANSAL P，MUELLER J K，et al. Effects of transcranial focused ultrasound on human primary motor cortex using 7T fMRI：a pilot study[J].BMC neuroscience，2018，19（1）：56.

[51] LEGON W，BANSAL P，TYSHYNSKY R，et al.Transcranial focused ultrasound neuromodulation of the human primary motor cortex[J].Sci Rep，2018，8（1）：10007.

第六章

外周干预技术

第一节　任务导向训练

一、概述

任务导向训练（task-oriented training，TOT）是以运动控制和运动学习为基础的脑卒中上肢功能康复的一种较为流行的新技术。任务导向性训练是以个体、任务与环境间的相互作用为基础而制定的功能性任务，患者可通过主动尝试在适应环境改变的同时，解决功能性任务中所遇到的问题，并帮助患者习得解决目标任务的方法。

二、任务导向训练的理论基础

TOT 是基于运动控制理论产生的最具代表性的临床再训练方法，注重功能性任务的训练及对环境改变的适应性，训练获得的功能要能够向现实环境中转化。根据个体能力和训练目标设计具体的任务或活动，通过患者主动尝试，引导其完成这些任务或进行这些活动，达到提高运动技能目的的训练方法。反复的任务导向性训练能影响中枢神经系统的适应性，促进脑功能的重组。促进功能重建的因素包括反复强化、兴趣性、挑战性、社会交流性、具体的而非抽象的训练项目或目标等。任务导向性训练设置的目标及任务是具体性而非抽象性，以上肢够取物体为例，这是一项具体的任务，完成这个动作时涉及视觉、触觉的输入，大脑对信息的判断和整合及神经对系统的有效支配，再经过失败或成功的反馈，不断调整运动模式，形成优化的神经网络和运动程序，支配相关肌肉特定的顺序、速度和力量等力学特点配合完成这项具体任务，促进发展适应能力、前馈能力和协调能力。但如果上肢只做屈伸或单纯前伸而无具体目标，就会失去上面提到的信息输入与整合，运动的力学特点也会完全不同，变成一项空泛的关节活动。任务导向性训练还强调主动参与有控制性的运用，强调个体化治疗，主要以生活中的功能训练为主，反复强化（图 6-1-1）。

三、任务导向训练的临床应用

TOT 着重于帮助患者获得能解决问题的能力，其相关理论和方法越来越广泛地被应用到各种运动功能患者的康复治疗中，尤其是中枢神经系统损伤导致的运动功能障碍。近十年来，有不少学者聚焦 TOT，并对适用人群及临床康复方案进行持续的探索与优化。研究发现，TOT 结合镜像疗法对脑卒中后伴有单侧忽略的患者手部运动功能有改善作用，在常规训练的基础上辅以任务导向性训练，每次任务导向性训练之前利用镜像疗法先行激活

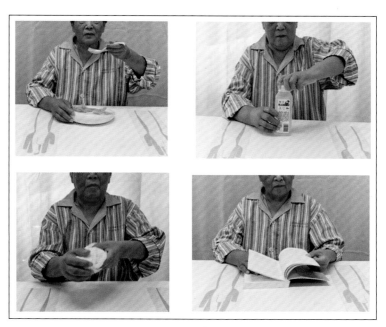

图 6-1-1 任务导向训练

镜像神经元系统，任务导向性训练又将学习到的镜像动作运用到现实活动中，如在镜像环境下练习前臂的旋前旋后、腕关节的屈伸、手的抓握与放松，随后可在真实环境中练习抓取圆柱状瓶子或将杯子移至口周等。除此之外，对于脑卒中后存在上肢及手功能障碍的患者采用经颅直流电刺激联合任务导向性训练的方案，帮助患者完成伸手够物、抓放水杯、完成喝水动作等日常生活中常见的活动，结果表明，任务导向性训练的联合方案可以降低脑卒中患者的肌张力，促进运动功能恢复。通过静息态磁共振的研究发现，以上包含任务导向训练的联合方案对静息态脑自发性活动产生显著影响，其促进脑卒中患者运动功能恢复的潜在神经机制可能与小脑前叶 ALFF 的增强相关。TOT 结合运动想象的方案是指在患者完成运动想象后立即进行的任务导向性训练，将想象环境中的运动动作运用到实际活动中，如上肢的进食动作练习，研究结果证明该方案使脑卒中患者双侧 M1 区与 SMA 区的功能连接增强，促进了脑卒中患者脑皮层重塑的正常化，DTI 分析结果为脑卒中患者患侧半球 FA 值增加也提示了该方案促进了有髓鞘纤维素的重塑。在下肢功能方面，经皮穴位电刺激结合任务导向训练可显著改善亚急性期脑卒中偏瘫患者下肢运动功能和步行能力，并增强其踝关节的控制能力。综上所述，任务导向性训练可以改善脑卒中患者的功能障碍，强化患者的日常活动，提升患者的生活质量，值得进一步研究与推广（图 6-1-2）。

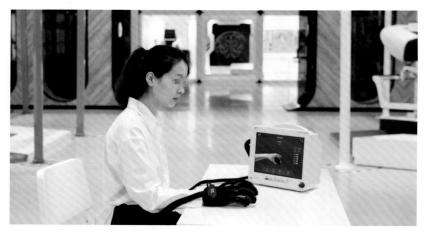

图 6-1-2　任务导向训练与智能辅具的结合

第二节　功能性电刺激

一、概述

功能性电刺激（functional electrical stimulation，FES）是物理因子治疗中低频电疗法的一种，FES 是指利用低频电流作用于功能障碍的器官或肢体以改善其功能的物理治疗方法。FES 已有 60 年的临床应用历史，目前已经涉及临床上的各个领域，FES 在各类神经肌肉疾病的治疗中已被证实可以增加神经肌肉的激活与肌肉力量，近年来也有学者将 FES 应用于危重症获得性肌无力患者以改善肌肉质量和肌肉力量，此外，还常用于心律失常和窦房结功能障碍的心脏起搏器、调整呼吸运动的膈肌起搏器、听力障碍的人工耳蜗、胃肠道及二便功能障碍的植入电极等方面。

二、功能性电刺激的理论基础

由于 FES 的应用范围极其广泛，根据 FES 的使用目的不同，所选用的仪器和电流参数差异较大，在神经肌肉功能障碍领域最常应用的电流频率在 10 ～ 100 Hz，波型为双向波或方波，波宽 0.3 ～ 0.6 ms，其主要作用为代偿或矫正作用与功能重建，FES 在不断刺激神经肌肉的同时，也将刺激通过传入神经传送至中枢神经系统，同时不断重复强化的运动模式相关信息也在脑皮层形成兴奋痕迹，有助于改善受损的功能。

三、功能性电刺激的临床应用

脑卒中、颅脑外伤、脊髓损伤、脑性瘫痪、多发性硬化等疾病会导致上运动神经元严重受损，出现肢体运动功能障碍，FES 治疗可以通过有目的的电刺激帮助患者完成无法完全自发进行的功能活动，如抓握、站立、步行等，可以加速随意运动的恢复。

（一）功能性电刺激在下肢的应用

FES 在辅助站立和行走方面，最早的应用形式是单侧的单通道刺激用以改善患者的足下垂症状。其主要作用过程是在患者一侧下肢摆动相开始时，足跟离开地面的同时，安置在患者鞋子后跟内的电刺激开关被接通，随即产生刺激腓神经和（或）胫骨前肌的电流，促使该侧下肢产生足踝背屈的动作。在进入支撑相后，电刺激开关被关闭，电刺激中止，不产生电刺激下的踝背屈。而对于双侧肢体功能障碍的患者如多次脑血管意外或脊髓损伤等，可考虑使用多通道电刺激模式。当人体处于双支撑相时，同时刺激双侧股四头肌；当人体在步行过程中，处于支撑相的一侧下肢可刺激同侧股四头肌，处于摆动相的对侧下肢可选择刺激胫骨前肌。除此之外，对于骨盆控制不良的患者，也可以追加刺激双侧的臀中肌和（或）臀大肌以增加在站立和（或）步行过程中的骨盆控制能力。

（二）功能性电刺激在上肢的应用

相对于下肢运动来说，上肢的运动要复杂得多，所以 FES 在上肢的应用常常为多通道的刺激模式，例如抓握、放松动作等，不单单需要手指产生屈伸动作，同时也需要肩部提供稳定性，上臂与前臂的屈伸、旋转参与等。脑卒中导致上运动神经元受损，弛缓型瘫痪的患者多见肩关节半脱位，从肌肉功能角度解释肩关节半脱位的原因主要是由冈上肌、三角肌等收缩障碍造成的，可能同时伴随有肿胀、疼痛等症状。放置在冈上肌和三角肌的功能性电刺激可以替代上肢辅助器具如肩托等，改善肩关节半脱位症状的同时不影响上肢活动。由于手与前臂的肌肉较小，可在体表皮肤直接放置电极，也常见植入式的电极，可以通过同侧或对侧上肢来控制电刺激开关，如功能性电刺激前臂腕背伸肌产生腕背伸动作等（图 6-2-1）。

（三）其他应用

除了常见的应用于肢体的功能性电刺激外，在呼吸功能障碍、膀胱功能障碍、脊柱功能障碍等方面均有广泛应用。早在 1983 年就出现了将功能性电刺激应用于控制和调节呼吸运动的膈肌起搏器，常见体表式与植入式，电刺激的靶器官可以是颈部膈神经也可以是

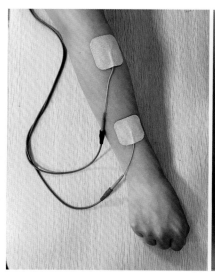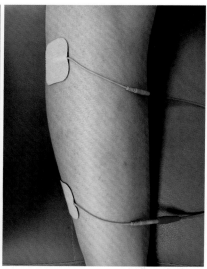

图 6-2-1　肢体功能性电刺激

膈肌,由控制器发出电脉冲信号,接收器将其转变为低频电流,经电极刺激膈神经或直接刺激膈肌引起膈肌收缩,从而缓解呼吸功能障碍症状。膀胱功能障碍中,尿失禁常选用功能性电刺激尿道括约肌、盆底肌;尿潴留常选用功能性电刺激逼尿肌。青少年特发性脊柱侧弯可选用功能性电刺激椎旁肌肉辅助治疗。

第三节　康复机器人

一、概述

　　脑卒中等疾病发生后造成的功能障碍会严重影响患者的生活质量,康复服务中辅助器具的应用对诸多功能障碍的恢复有很好的辅助价值,政府与各级康复机构也在积极推动康复辅助器具的发展与应用。康复机器人属于康复辅助器具的一种,机器人介导的康复治疗是一个迅速发展的应用领域,机器人辅助技术与神经科学、康复治疗等融合在一起,为脑卒中患者的功能障碍康复提供更多选择。康复机器人辅助技术相比传统的康复治疗具有潜在的成本优势,也具有更好的可重复性与数字化、标准化的治疗程序与数据优势。临床应用康复机器人可以更好地帮助患者的功能恢复,最大限度地回归家庭与社会。

二、康复机器人的临床应用

（一）上肢康复机器人

康复机器人是辅助功能康复智能设备的其中一种，应用于临床的康复机器人常常可根据应用部位将康复机器人分为上肢外置装置和下肢外置装置。上肢康复机器人的分类随着划分的依据不同而有所差异，上肢康复机器人根据自由度可将其分为单自由度、双自由度、三自由度及多自由度；根据系统结构可将其分为本地型、远程型及基于虚拟环境的上肢康复机器人；根据上肢康复机器人的结构设计方面的不同，又可以将其划分为末端式和外骨骼式上肢康复机器人。末端式上肢康复机器人较易适应个体差异，由于仅在端点处与肢体接触所以相对来说穿脱也比较方便。而外骨骼式上肢康复机器人则大多是落地式的设计，这类外骨骼式落地上肢康复机器人在关节自由度的设计方面往往存在重点难点问题。此外，机器人的驱动方式、控制算法等方面的持续优化仍存在新的挑战（图6-3-1）。

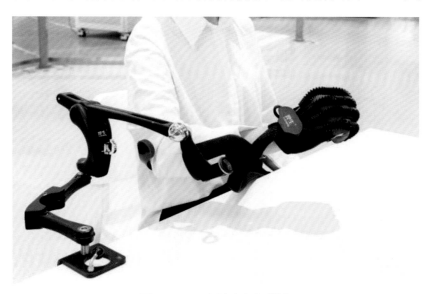

图 6-3-1　上肢康复机器人

（二）下肢康复机器人

下肢康复机器人可用在机器人辅助步行训练中，其临床应用旨在利用机器人的原理，辅助或者代偿患者的功能运动。常见的可穿戴式机器人可以模拟环境、给予反馈，在脑卒中康复中运用广泛。根据其功能可将下肢康复机器人分为步态训练型、辅助行走型及末端驱动型。步态训练型下肢康复机器人主要用于步态训练；辅助行走型下肢康复机器人（图6-3-2）主要用于辅助患者坐站体位变换、平地行走、上下楼梯等日常活动；末端驱动式下肢康复机器人主要用于患者足踝康复训练等。下肢康复机器人在辅助患者功能训练方面可能比治疗师的徒手治疗更具优势。首先，下肢康复机器人减轻了患者治疗过程中的人力依赖，下肢康复机器人的应用可以提高治疗效率；其次，下肢康复机器人在训练过程中可以进行训练参数的量化设置，如活动范围、减重比率、足底压力等，从而获得客观有效的循证医学证据。尽管康复机器人有不少的优势，但在精准治疗方面仍需进一步研究。

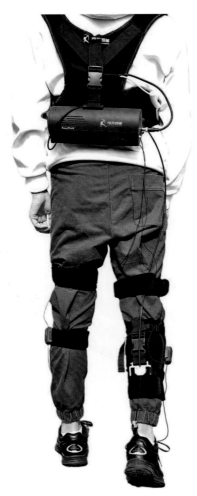

图 6-3-2　辅助行走型下肢康复机器人

（三）辅助日常活动的康复机器人

对于脑卒中后存在上肢功能障碍的患者，大多进食不便甚至无法进食，因而需要进食辅具来帮助患者进食，减轻护理负担。常见进食辅具有轻便餐具、曲柄勺、持杯器等，近年来也有辅助进食的自动喂食机器人被研发。韩国国家康复中心研发的一款辅助进食机器人配备两个机械手，在进食时，将喂食任务分解为两个子任务，即拾取和释放食物并将食物转移到进食者口中。其中一个机械手臂将餐盘中的食物拾取到另一个机械手臂所持的勺子上，继而另一个机械手臂将勺中的食物转移到进食者口中。未来，对于辅助进食机器人的简便性和操作的可靠性需要进一步提升。

辅助转移机器人的作用是协助老年人或残疾人日常生活活动。日本的一款移动协助机器人由轮式平衡移动平台、具有平行机构的 3 个自由度腰部部分及具有 4 个自由度的双操纵器组成。使用者的移动、站立、行走等身体运动可以由该设备协助完成。西班牙的一款家用攀爬机器人可以在安装有对接站的轮椅、墙壁、天花板或地板之间移动，可以帮助使用者完成刷牙、喝水、进食、打扫卫生、浇花等活动，此款攀爬机器人的机械手臂只有 12 公斤，只需 24 V 电源供电，也可以移动到轮椅上辅助使用者进行户外活动。此外，该设备的实用性和可靠性也已被证实。

第四节　肌电生物反馈

一、概述

肌电生物反馈（electromyography biofeedback therapy，EMGBF）是生物反馈疗法中的一种，它是指通过表面电极采集靶肌肉的肌电活动，加以转变、处理、放大为患者能够感受和理解的信号，如视觉、听觉信息，将信号反馈给大脑中枢，使患者得以了解自身的肌肉活动状态，通过反复的学习和训练，有意识地主动调控自身的肌肉活动，从而达到治疗目的。1964 年，国外学者 Adrew 将患者肌电图转换为声音，作为反馈信号来训练卒中后偏瘫患者的患侧肢体活动，此后开始了肌电生物反馈在临床的早期应用。

根据治疗目的的不同，肌电生物反馈可分为两类：①放松性肌电生物反馈：主要针对局部持续紧张或痉挛的肌肉进行治疗。②增强性肌电生物反馈：是指通过强化训练使患者自主提高病肌的肌张力，增强肌肉收缩功能，预防肌肉萎缩，恢复肌力。

生物反馈疗法在应用中需要具备以下几个基本条件。①靶反应：又叫主体反应，是患者自身引出的自主而持续的反应信息，该信息与治疗直接相关，如肌电信号。②强化刺激：是生物反馈仪在靶反应出现时立即显示出的各种信号，如声音、图形、曲线等，这些信号反馈给患者,帮助他们掌握自身功能活动情况。③工具:指能够实现上述条件的生物反馈仪器。

二、作用机制

人体通过反馈信息和调节作用来维持体内外各种"平衡",中枢神经系统为控制中心,骨骼肌等为被控制部分,一方面中枢神经系统向骨骼肌等外周感受器发送调节信号,另一方面感受器向中枢传递反馈信息,以此形成肌肉运动反馈环路。中枢神经系统损伤后,大脑在一定程度和范围上具有可塑性和功能重组能力,EMGBF 治疗过程中可视的肌电信号(视觉刺激)及明确的关节活动(躯体感觉刺激)能够作为反馈信号,激活中枢神经系统潜在性突触,建立新的感觉兴奋痕迹,促进患肢运动功能恢复。

三、创新与临床应用

自 20 世纪 60 年代起,EMGBF 的应用在国内外得到了迅速发展,临床用于头痛、儿童脑瘫、脑卒中、脊髓损伤、周围神经损伤等疾病的相关治疗,其在脑卒中后运动功能障碍、吞咽功能障碍等治疗中的应用十分广泛。本节主要介绍 EMGBF 在脑卒中后肢体功能障碍治疗方面的应用。

(一)上肢运动功能障碍的 EMGBF 应用

脑卒中后患者偏瘫上肢屈肌张力增高,造成上肢腕、肘、肩活动不利,出现异常运动模式,且随着时间推移,上肢远端功能的恢复往往较近端差,严重影响患者生活质量。苏巍等为探讨 EMGBF 对脑卒中恢复期老年患者腕关节的作用,纳入 80 例患者随机分配至对照组和试验组,对照组患者进行常规康复,治疗组在其基础上实施 EMGBF。研究结果显示,在 6 个月治疗后,治疗组患者在改良 Ashworth 量表、Lovett 分级评定量表、Brunnstrom 分期量表及改良 Barthel 指数的评分上,与治疗前相比有显著提高,同时治疗组患者的评估结果均优于对照组,提示常规康复结合 EMGBF 有助于改善上肢腕关节功能,提高日常生活能力。

(二)下肢运动功能障碍的 EMGBF 应用

脑卒中后患者下肢通常会出现不同程度伸肌张力增高,主要表现为足下垂、足内翻、划圈步态等,由于踝关节是下肢远端关节,其运动恢复情况较近端更不理想,但其作为人体步行姿势及稳定性的微调枢纽,对患者步行能力具有重要影响。陈梅等应用 EMGBF 对脑卒中后恢复期老年患者踝关节运动功能和认知功能的疗效进行观察。结果表明,在治疗后 EMGBF 组患者的 Lovett 分级评定量表、下肢 Brunnstrom 分级量表的评分与治疗前相比有显著提高，同时治疗后 EMGBF 组患者的评估结果均优于对照组，研究者认为常规康复结合 EMGBF 能够有效改善患者踝关节功能，且因为 EMGBF 结合了视听反馈，更易于被老年人理解和接受。

四、注意事项

肌电生物反馈能够反映某块肌肉的功能情况，帮助临床人员聚焦患者实际问题并针对性地制定治疗方案。临床中在脑卒中患者生命体征和功能情况允许的前提下，可以尽早进行肌电生物反馈治疗的介入，但需要注意若患者靶肌肉皮肤破损，或是存在严重本体感觉障碍、肢体明显痉挛、视听障碍、严重认知障碍等不能进行 EMGBF。另外，开展治疗前，治疗师要提前告知患者治疗内容，让患者有心理准备，并提前向患者解释治疗操作。

第五节 强制性运动疗法

一、概述

强制性运动疗法（constraint-induced movement therapy，CIMT）又称限制性诱导运动疗法，是近年来广泛应用于临床的一种有效的神经康复治疗技术。CIMT 是由 Alabama 大学 Edward Taub 发展起来并系统应用于脑卒中偏瘫患者肢体的治疗方法。CIMT 建立在纠正"习得性废用（learned non-use）"的理论基础上，该理论来源于神经科学和行为心理学。Tower 首次提出猴子损伤单侧锥体束后不能使用患肢，但限制健肢的使用提高了患肢的能力。Taub 等总结当时的动物研究，提出了"习得性废用"的概念。

CIMT 即通过限制患者健肢活动，同时对患肢进行集中强化的塑形技术、行为技术，以克服患肢的习得性废用，促进其活动能力提高，从而改善中枢神经损伤后患者的运动功能和日常生活活动能力。

二、作用机制

国内外学者通过神经影像学手段研究 CIMT 的作用机制，大量研究认为 CIMT 的作用机制与大脑皮质功能重组相关。国外学者 Schaechter 等使用 fMRI 研究 CIMT 治疗对慢性脑卒中患者的作用机制，研究结果显示 CIMT 治疗后梗死区域边缘可见大量激活区，且在病变同侧与对侧运动皮质区域都可见广泛激活，国内学者毕胜等的研究也得到类似结论，提示 CIMT 能够激活大脑皮层神经元兴奋性，促进大脑皮质使用依赖性的功能重组。

除了大脑皮质功能重组外，CIMT 还对运动传导通路产生可塑性影响。Hu 等使用 DTI 对缺血性脑卒中的大鼠进行研究来确定皮质脊髓束在 CIMT 治疗后的重塑情况，结果显示 CIMT 能够促进患侧大脑的神经发生和皮质脊髓束的重塑，从而促进大鼠运动功能恢复。

三、干预方案

CIMT 干预内容主要包括两个方面：①在干预阶段内，患者的健肢（或是功能损伤更小的一侧肢体）需要在 90% 的清醒时间内佩戴限制装置。②在干预阶段内，结合塑形技术，进行集中、重复的肢体行为强化训练，常选择 12～16 个塑形任务。CIMT 一个干预疗程一般为 2～3 周，通常每个工作日的训练时间需达到 6 h。

四、创新与临床应用

（一）改良强制性运动疗法

尽管很多临床研究肯定了 CIMT 的有效性，但由于其患者入选条件苛刻，且要求患者健肢限制时间长、训练强度较大，在临床中存在患者依从性和积极性差、占用大量医疗资源等问题，因而产生了改良强制性运动疗法（modified constraint-induced movement therapy，mCIMT）。mCIMT 是 Page 等在 CIMT 基础上改进的一种治疗方法，强调患者的主动性和训练的日常性，提高患肢在日常生活环境中的使用频率和质量。与 CIMT 相比，mCIMT 健肢约束时间缩短、每天的训练时间缩短、塑形训练任务数量减少、训练频率降低、训练周期延长、训练动作强调协调性且更加接近日常生活活动。

（二）脑卒中的 CIMT 与 mCIMT 运用

CIMT 最初应用于脑卒中上肢运动功能障碍治疗，其第 1 例研究是由 Ostendorf 和 Wolf 于 1981 年报道的，此后国内外学者陆续展开关于 CIMT 和 mCIMT 应用于脑卒中患者的临床研究，其有效性已得到大量研究的验证，尤其是对亚急性期和慢性期患者群体的上肢功能恢复具有重要意义。

Wolf 等开展大样本、多中心的随机对照研究探讨 CIMT 对卒中后亚急性期患者上肢功能的改善作用，CIMT 组患者上肢运动功能得到明显改善且大部分患者在 1 年后随访中仍有较好表现。但 CIMT 的应用有条件限制，Wolf 等在研究中指出患者的患肢功能需要符合一定基础标准：①患肢手腕伸展至少 10°，拇指外展至少 10°，另外任意两个手指伸展至少 10°；②没有明显的平衡功能问题，健侧使用限制装置时可安全行走等。另外，虽然也有研究显示 CIMT 对卒中后急性期患者上肢功能有一定促进作用，但动物研究显示早期患肢的过度训练会加重神经损害和肢体功能恶化，因此早期脑卒中患者应慎用 CIMT。

国内学者贾亮等探讨 mCIMT 对脑卒中后偏瘫患者上肢功能及日常生活能力的影响，纳入 120 例患肢并随机分为 mCIMT 组和传统疗法组，评估结果显示两组患者在治疗前后的上肢运动功能和日常生活能力均有明显提高，但 mCIMT 组患者治疗效果更佳。

（三）帕金森的 mCIMT 运用

目前 CIMT 或 mCIMT 的临床研究大多集中关注脑卒中后患者运动功能改善，国内外对 CIMT 或 mCIMT 在帕金森患者中的应用研究很少。吴澄等探讨 mCIMT 对于 PD 患者的运动功能影响，结果显示在经过 8 周的 mCIMT 治疗后，治疗组在上肢运动功能和下肢平衡协调功能上都有了明显提高。Lee 等的研究也得到相似结果，显示 mCIMT 能够改善 PD 患者上肢精细和粗大运动功能。国内外学者的研究提示 mCIMT 或许能够作为 PD 患者的康复干预手段应用于临床，但还需要更多临床证据的支持。

除了上述两种疾病的康复治疗外，CIMT 与 mCIMT 的应用也逐渐扩展到其他领域，如针对失语症患者的强制性使用疗法等。另外，CIMT 和 mCIMT 在临床中也常与其他技术联合应用，如运动想象疗法、重复经颅磁刺激等。

五、注意事项

虽然学者们已经针对 CIMT 出现的患者依从性差等问题改良形成 mCIMT，但 CIMT 与 mCIMT 在临床应用中还需要针对患者情况个性化地考量训练量，同时也应该更多考虑到训练的趣味性。此外，基于"上下肢一体化"理论，对于平衡及协调较差的患者，限制健肢是否会给患者的训练带来危险或其他不良影响，这也是需要思考的。在临床治疗中，治疗师需要保证患者在安全位置进行训练，同时考虑预防性地强化患者躯干控制能力及平衡和协调能力，降低风险发生率。

第六节　双侧训练

一、概述

双侧训练（bilateral training，BT）又称双侧上肢训练（bilateral arm training，BAT），是两侧肢体独立执行同一时间和空间的运动任务的模式。

日常生活中有许多上肢任务依赖于双侧上肢的对称性联合，如拿放物品、洗脸等，可见健侧参与下的双侧训练是具有功能性意义的，贾杰教授团队提出的"左右制衡"上肢康复理论中也指出双侧上肢存在相互制约、相互协调和相互合作的关系。

双侧运动具备任务特定、重复训练的要素，这一点与CIMT相似，但CIMT要求患者患肢具有一定的基本运动能力，与其相比BT具有更广的适用范围。同时，BT的操作容易、适应性强，适合向社区及家庭推广。BT可以避免患者治疗过程中扭转身体，降低异常姿势出现的风险。

二、作用机制

目前认为BT可能的机制为双侧运动时大脑皮质间抑制降低。当只有单侧上肢活动时，对侧大脑半球激活，同侧大脑半球受到抑制，这种抑制阻止了对侧上肢的镜像运动；而当双侧上肢活动时，双侧上肢同名肌群同时进行对称性活动，激活了大脑双侧半球相似的神经网络，减弱了皮质间的抑制。

三、创新与临床应用

BT并非某一种限定的方法，临床上其涵盖许多训练形式，可以是主动运动、被动运动，也可以是辅助运动，另外，BT还能够与节律音乐、神经电刺激等技术相结合，借助多样的训练设备，如无线可穿戴设备、双侧外骨骼机器人等，进行兼具适应性和丰富性的治疗。

目前BT主要应用于脑卒中患者的康复，不同的训练方法适用人群不同，有学者将BT训练归纳分为三类：手固定下重复够物训练、单块肌肉重复训练、上肢整体功能性任务训练。

（一）双侧上肢训练结合节律听觉刺激

双侧上肢训练结合节律听觉刺激（bilateral arm training with rhythmic auditory cueing，BATRAC）属于手固定下的重复够物训练，主要是固定患者双手（支撑或固定上肢远端），上肢进行重复训练。BATRAC 由 Whitall 于 2000 年提出，该训练是让患者配合有节律的听觉刺激，在水平面上进行上肢对称和不对称的推拉运动。在 BATRAC 训练后 6 周，患者患肢 Fugl-Meyer 上肢功能评定、Wolf 运动功能测试的得分都有明显提高，患肢肌力和主动活动范围也有明显改善，且在 2 个月后的随访中这些改变依然保持。2004 年，Stinear 等使用仪器结合 BATRAC 训练，该仪器支持镜像对称或近似对称相位延迟 60° 协调的手腕弯曲和扩展水平平面上的运动。

（二）双侧训练结合神经肌肉电刺激

双侧训练结合神经肌肉电刺激可以理解为包含重复的单一肌肉收缩或单一动作的双侧训练，该干预方式由 Cauraugh 等于 2002 年应用于慢性脑卒中患者上肢运动功能研究，主要是在患者双侧手腕手指伸展动作时配合进行神经肌肉电刺激，训练后的患者在维持肌肉收缩能力和运动反应时间都有提高。

（三）双侧对称运动训练

BIT 由 Mudie 等于 1996 年提出的，是一种上肢整体的功能性任务训练。为验证 BIT 的有效性，他们纳入 12 例脑卒中患者并设计了三个标准化的伸手触及目标的动作，要求患者以患侧单手操作、健手带动患手操作、双手同时操作相同动作、双手同时活动但分别操作不同动作，比较四种情况下患侧上肢动作表现差异，研究显示在训练 6 周后，双侧上肢训练较传统神经发育疗法能更大程度改善患侧上肢运动功能，且随访中这种进步仍保留。但 BIT 训练对患者基础运动功能水平有一定要求，适合轻度偏瘫患者。

四、注意事项

目前关于脑卒中患者双侧训练的研究结果尚不一致，有些学者认为 BT 的疗效主要表现在双手协调性任务中患侧上肢表现的提高，而对于泛化到患手单手操作任务中的效果不明显，同时疗效也受到多种因素影响，如患者损伤部位、起始功能水平、训练时长等，因此还需要进一步研究证据的支持。但相比于其他康复治疗方法，BT 简单、易操作，单纯的 BT 不需要复杂设备，在社区及家庭中具有应用优势。另外值得注意的是，临床开展 BT 干预，其具体训练方法需要专业治疗师根据患者实际功能情况和表现进行选择，若患者需要在社区或家庭中进行 BT 干预，也需要专业人员的指导。

参考文献

[1] 陈创，唐朝正，王桂丽，等.经颅直流电刺激结合任务导向性训练对慢性期脑卒中患者上肢及手功能障碍的影响 [J].中国康复，2017，32（3）：202-204.

[2] 贾杰，张定国.经颅直流电刺激结合功能性电刺激对脑卒中平台期患者上肢运动功能康复影响的研究 [J].中国康复医学杂志，2017，32（9）：1000-1005.

[3] 徐英，吉艳云，贾杰，等.脑-计算机接口结合功能性电刺激训练对老年脑卒中患者上肢功能和认知的疗效观察 [J].中华老年心脑血管病杂志，2018，20（9）：988-990.

[4] 王桂丽，贾杰.功能电刺激治疗脑卒中足下垂合并内翻的疗效观察 [J].中国康复，2016，31(6)：434-437.

[5] 李辽远，韩建海，李向攀，等.上肢康复机器人关键技术研究进展 [J].机械设计与研究，2021，37（6）：28-34.

[6] 冷冰，李旺鑫，刘斌.上肢康复机器人研究及发展 [J].科学技术与工程，2021，21（11）：4311-4322.

[7] 石男强，刘刚峰，郑天骄，等.下肢康复机器人的研究进展与临床应用 [J].信息与控制，2021，50（1）：43-53.

[8] 曲斯伟，朱琳，钱龙，等.镜像视觉反馈训练联合下肢康复机器人对脑卒中患者下肢运动功能的影响 [J].中华物理医学与康复杂志，2022，44（1）：30-34.

[9] GORDON E K，ROYCHOWDHURY S，BHATTACHARJEE T，et al. Leveraging post hoc context for faster learning in bandit settings with applications in robot-assisted feeding[J]. Latest Version，2020，11：5.

[10] LIU F，XU P，YU H.Robot-assisted feeding：a technical application that combines learning from demonstration and visual interaction[J].Technol health care，2021，29（1）：187-192.

[11] OGINO T，KANATA Y，UEGAKI R，et al.Improving abnormal gait patterns by using a gait exercise assist robot（GEAR）in chronic stroke subjects：a randomized，controlled，pilot trial[J]. Gait & Posture，2020，82：45-51.

[12] 张宏，姜贵云.物理治疗学.2 版 [M].北京：人民卫生出版社，2019.

[13] 刘玲玲，冯珍.肌电生物反馈的临床研究及应用进展 [J].中国康复医学杂志，2012，27（3）：289-292.

[14] 贾杰.手功能康复概论 [M].北京：电子工业出版社，2019.

[15] 胡义茜，白玉龙.强制性运动疗法的作用机制与临床应用研究进展 [J].中华物理医学与康复杂志，2020，42（10）：956-960.

[16] HU J，LI C，HUA Y，et al.Constrained-induced movement therapy promotes motor function recovery by enhancing the remodeling of ipsilesional corticospinal tract in rats after stroke[J].Brain Res，2019，1708：27-35.

[17] 贾亮，刘俊英，王贵玲.改良强制性运动疗法对脑卒中偏瘫患者上肢功能及日常生活能力的影响 [J].中华保健医学杂志，2018，20（1）：51-53.

[18] 贾杰.脑卒中后左右制衡机制及其对上肢手功能康复的意义 [J].中国康复理论与实践，2018，24（12）：1365-1370.

第七章
"中枢－外周－中枢"
闭环康复干预技术

一、tDCS 联合运动训练

PARK 等将 24 例病程＞ 6 个月的脑卒中患者分成 3 组：任务训练组、任务训练同步安慰 tDCS 组、任务训练同步 tDCS 组。任务训练主要为一对一的步行训练，30 分钟 / 次；tDCS 治疗的阳极位于左侧顶叶的 Cz 区域，阴极位于右侧眼眶上缘，电流强度 2 mA，15 分钟 / 次。同步治疗指在进行任务训练时同时给予 tDCS 或安慰 tDCS 治疗。治疗每周 3 次，共 4 周。治疗前后进行三维步态评估。结果显示 3 组患者的步行速度、站立相、摆动相对称性均有改善，其中任务训练同步 tDCS 组较单独任务训练组在所有项目上均有显著改善。CHANG 等也报道，tDCS 同步运动治疗较单运动治疗可显著缩短 MEP 潜伏期，改善下肢运动功能。

二、tDCS 联合器械辅助训练

MANJI 等将 30 名脑卒中患者随机分成 2 组交叉对照研究，即先进行减重支持跑步机（body weight-supported treadmill gait training，BWSTT）联合 tDCS 治疗，间隔 3 天后进行 BWSTT 联合安慰 tDCS 治疗，或相反的顺序进行。tDCS 阳极位于 SMA，阴极置于枕骨粗隆，电流强度 1 mA，BWSTT 与 tDCS 同步进行，每日 1 次，20 分钟 / 次，治疗 1 周。每次干预前和干预后第 2 天进行 10 m 步行试验（10-m walk test，10MWT）和"计时 – 起立"行走测试（the timed "Up & Go" Test，TUGT）。结果发现使用 BWSTT 同步阳极 tDCS 治疗较 BWSTT 同步安慰 tDCS 治疗可显著改善 10MWT 和 TUGT 时间。

三、tDCS 联合功能性电刺激

FRUHAUF 等将 30 例脑卒中患者随机分成 4 组，分别进行 4 个 20 min、间隔 48 h 的交叉干预方案：阳极 tDCS 同步假 FES、假 tDCS 同步 FES、阳极 tDCS 同步 FES、假 tDCS 同步假 FES，以观察 tDCS 同步胫前肌 FES 治疗对脑卒中患者胫前肌及平衡功能的即时影响。tDCS 阳极置于 C3 或 C4 上（取决于受伤的半球），阴极置于对侧眼眶上缘，电流强度 2 mA，FES 电极置于胫前肌肌腹。干预前及干预后即刻采用肌电图评价胫前肌肌电活动、压力平板评估静态平衡能力，研究发现阳极 tDCS 同步 FES 与单用阳极 tDCS 或单用胫前肌 FES 相比，对胫前肌电活动和静态平衡的影响差异均无统计学意义。而

MITSUTAKE 等通过相似的设计，治疗 1 周发现，tDCS 联合 FES 的步态训练较单用 FES 或 tDCS 的步态训练，在步态参数方面差异有统计学意义。

四、tDCS 联合机器人训练

SEO 等将 21 例脑卒中恢复期存在步行功能障碍的患者随机分成 tDCS 协同机器人辅助步态训练（robot-assisted gait training，RAGT）组和安慰 tDCS 协同 RAGT 组，2 组患者分别进行 20 min、2 mA 的阳极 tDCS 治疗（阳极位于患侧 M1 区，阴极置于对侧眼眶上缘）或安慰 tDCS 治疗后，再进行 45 min RAGT 治疗，1 次 / 日，共治疗 2 周。治疗前、治疗 2 周后和治疗结束后 4 周进行功能性步行评分（function-al ambulatory category，FAC）、10MWT、6 分钟步行试验（6 minutes walk test，6 MWT）、Berg 平衡量表、下肢 Fugl-Meyer 评估、运动诱发电位评估。结果显示，tDCS 协同 RAGT 组的 FAC 及 6MWT 变化率较安慰 tDCS 协同 RAGT 组差异有统计学意义，而其他指标 2 组间差异均无统计学意义。

五、tDCS 联合肌电生物反馈治疗

肖露等研究发现 tDCS（阳极放在患侧 M1 区，阴极放在对侧眶上裂）联合上肢肌电生物反馈，较单独使用肌电生物反馈可显著提高偏瘫上肢的 FMA-UE 和 MBI 的评分及肩外展和腕背伸时的表面肌电均值。郭伏玲等将 96 例脑卒中后吞咽障碍患者随机分为观察组与对照组，每组 48 例。2 组均给予常规吞咽训练及表面肌电生物反馈治疗，观察组给予健侧阳极电流刺激，而对照组给予健侧假性电流刺激，均连续治疗 6 周。于治疗前、后进行吞咽功能障碍等级评定，进行功能性经口摄食量表评分评价患者摄食能力。结果发现治疗 6 周后，观察组的 FOIS 评分较对照组有显著性提高。

六、tDCS 联合虚拟现实技术

Llorens 等将 29 名参与者随机分为试验组和对照组，试验组接受 30 分钟 tDCS 和虚拟现实（virtual reality，VR）联合治疗，对照组接受 30 分钟常规物理治疗，常规物理治疗侧重于被动和主动辅助范围的运动锻炼。使用 Fugl-Meyer 评估的上肢分量表、Wolf 运动功能测试的时间和能力分量表及 Nottingham 感觉评估，在一小时 25 次的训练前后评估所有参与者的感觉运动功能，每周进行 3 ~ 5 次。结果显示，在试验干预后，上肢运动功能的改善在临床上有意义，但在常规物理治疗后没有。与传统物理疗法相比，tDCS 和 VR 相结合的模式不仅在运动功能方面提供了更大的改善，而且具有临床意义。

七、tDCS 联合中医治疗

郑苏等报道，将 120 例脑卒中患者分成 tDCS 组、分期针刺组和 tDCS 联合分期针刺组，tDCS 组阳极放置在患侧中央前回上肢支配区，阴极放在健侧肩部，分期针刺组根据分期（弛缓期、痉挛期、恢复期）针刺不同的穴位。tDCS 20 分钟 / 次，分期针刺 30 分钟 / 次，1 次 / 日，6 日 / 周，治疗 6 周。研究发现 tDCS 联合分期针刺较单独 tDCS 和单独分期针刺可以更显著改善脑卒中偏瘫上肢的 FMA、MBI 及 MAS 评分（图 7-1-1）。

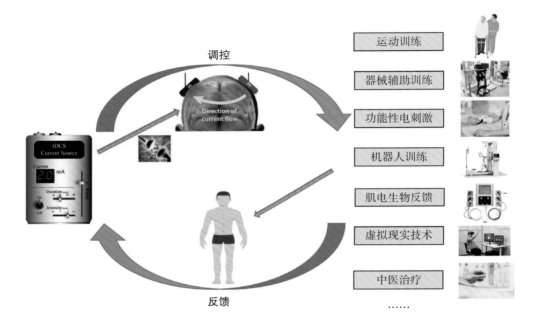

图 7-1-1　闭环模式下 tDCS 结合外周干预模式

第二节　经颅磁刺激结合外周干预技术

一、经颅磁刺激结合任务导向训练

TOT 是基于运动控制和运动学习理论，强调患者主动参与，以实际生活所需功能为目标，以任务为导向让患者参与训练，同时治疗师提供语言、视觉等多种反馈的一种训练方式。

高频模式的重复经颅磁刺激可通过增强大脑皮质的兴奋性而促进患者上肢运动功能恢复。目前临床针对高频 rTMS 联合任务导向性训练在脑卒中后偏瘫患者中应用效果的研究证实了两者联合使用的有效性。邓丽娟等研究发现，同时采用高频重复经颅磁刺激联合任务导向性训练，结果显示治疗 6 周后联合组患者的 FMA 评分及 MAS 评分均明显优于高频重复经颅磁刺激组及单纯任务导向性训练组患者，表明这两种方法联合治疗能显著提高脑卒中患者手功能的治疗康复效果。赵琴等的研究结果显示，联合治疗组患者治疗 6 周后及出院后 3 个月、6 个月、12 个月 FMA-UE、WMFT、MBI 量表评分高于对照组，表明高频 rTMS 联合 TOT 可有效提高脑卒中后偏瘫患者的功能性训练效果，促进上肢运动功能恢复，进而提高其日常生活能力。张瑜的研究也证实，联合治疗组 Fugl-Meyer、MAS 评分高于对照组，表明高频重复经颅磁刺激联合任务导向性训练可促进卒中后偏瘫患者肢体功能及运动功能恢复。同时，有研究显示健侧初级运动皮质予抑制性重复经颅磁刺激（低频模式）可以有效改善运动功能。王宏斌等的研究结果表明，与对照组相比，联合治疗组 FMA-UE 评分和 WMFT 评分均增加，表明低频重复经颅磁刺激联合以任务为导向的作业疗法可以有效改善脑卒中患者上肢运动功能。

二、经颅磁刺激结合功能性电刺激

FES 是神经肌肉电刺激（neuromuscular electrical stimulation，NMES）的一种，属于低频电刺激，通过预先设定的电刺激作用于神经或肌肉，从而诱发肌肉收缩，模拟正常的自主运动，以恢复其运动功能。在黄华垚等的研究中，患者在进行 rTMS 治疗后立即进行 FES 治疗，结果可得低频 rTMS 联合 FES 治疗较伪刺激联合 FES 治疗能显著改善亚急性期缺血性脑卒中患者下肢痉挛及运动功能。孙乐鹏等研究证实功能性电刺激联合重复经颅磁刺激治疗有利于改善缺血性脑卒中偏瘫患者的步行运动功能。孙乐鹏等推测 FES 能够增加本体感觉输入、促进瘫痪侧肢体的强制性使用和运动再学习，让肢体做出正常运动模式的功能性活动，将信息通过神经传导通路到达脑梗死边缘区功能尚存的神经元或胶质细胞，活化潜在的突触连接和内源性神经干细胞的迁移和分化，促进大脑的可塑性变化；而重复高频 rTMS 的刺激可以刺激具有超敏感性的去神经支配的神经元，增强神经突触的可塑性，促使不活跃的突触变得活跃，从而形成新的传导通路，非选择性作用于运动肌肉，促进关节运动。两种方法分别作用于上、下运动神经元，从而发挥对整个神经传导通路的兴奋性作用，达到改善运动功能的目的。

三、经颅磁刺激结合康复机器人

林鸿新的研究得出低频 rTMS 联合上肢康复机器人治疗能够安全、有效促进脑卒中患者恢复其偏瘫侧上肢功能，其治疗效果较单一的低频 rTMS 治疗或上肢康复机器人训练更显著。林鸿新分析低频 rTMS 降低检测大脑皮层兴奋性，减少对患侧的过度抑制，最终效应是提高患侧皮层的兴奋性，与上肢康复机器人结合，可以达到双向调节大脑皮层兴奋性的作用，纠正双侧半球不平衡的兴奋性。上肢机器人通过大量重复训练增加患侧感觉运动信息输入，增强新生突触连接，而机器人训练前已通过 rTMS 刺激形成的 LTD 效应对 CNS 的可塑性进行调控，缩短上肢靶肌群相对应的通路激活时间。所以，两者结合产生的协同效应既能平衡双侧半球的兴奋性，又能增强中枢神经系统的可塑性，更好地改善患者功能。

四、经颅磁刺激结合外周磁刺激

PMS，通过将磁刺激线圈放置在外周神经或肌肉上，使线圈产生的电磁场效应刺激瘫痪肌肉深层的运动轴突，引起肌肉兴奋收缩，同时可以增强本体感觉的输入，调节中枢神经系统进行功能重组。杨青等报道了一篇周围神经肌肉磁刺激联合重复经颅磁刺激治疗脑卒中慢性期手功能障碍的病例，研究基于"中枢－外周－中枢"神经康复理论，探讨联合治疗的疗效。研究发现在患者患侧上肢和手功能长期常规康复无明显改善的情况下，经联合治疗 4 周后，上肢和手运动功能明显提高，且明显高于下肢改善程度，同时患者患侧上肢和手痉挛程度有所减轻。严晶晶等的研究也发现 rTMS 中枢联合外周重复磁刺激对卒中后运动功能障碍的疗效更佳。他们分析原因可能在于 rTMS 刺激增强中枢神经系统可塑性，而 rPMS 刺激外周神经，可以增加本体感觉输入及患肢节律性运动，二者联合分别由上向下及由下向上刺激中枢和外周神经系统，由此形成磁刺激闭合环路。

五、经颅磁刺激结合其他外周干预技术

时红梅等的研究使用低频结合高频对患者进行持续的经颅磁治疗，研究显示，治疗后观察组的 CNS、MBI、FMA 评分均高于对照组。因此，rTMS 联合生物反馈治疗（BFB）对脑卒中患者的康复有明显效果。刘思豪等的研究发现低频重复经颅磁刺激联合肌电生物反馈治疗可以有效缓解脑卒中患者上肢痉挛，提高上肢功能。刘思豪等的分析 rTMS 改善双侧大脑间的活动平衡，同时 EMGBT 促进肌肉收缩，降低痉挛肌的肌张力，增加拮抗肌肌力，并增强了感觉信息的传入，通过上位中枢提高对运动功能的控制，致使脑部皮层组

织发生变化并改变其可塑性，二者结合治疗进一步降低上肢痉挛，提高肢体运动功能，改善日常生活能力。袁梦哲等发现低频 rTMS 联合 MET 治疗脑卒中后上肢痉挛，能显著改善患者的上肢痉挛状态、运动功能及日常活动能力。孙武东等发现对于脑梗死后上肢功能中重度损伤患者，双侧上肢训练与低频 rTMS 联合应用可提高患侧上肢运动功能和日常生活活动能力，且效果可能更佳。

第三节 镜像疗法结合外周干预技术

一、概述

镜像疗法是一种操作简便、易使用且成本低廉的康复技术，对大多数无明显认知障碍的患者来说均适用，且治疗场所不仅涉及医院，也涉及患者居家的自我管理。然而在临床实施过程中，由于操作时间过长及过于的单一，再加上训练的漫长过程，导致部分患者的配合度及对于训练的兴致下降，从而使得镜像疗法的疗效下降，这也是临床过程中普遍面临的困惑，即单一疗法的局限性。不同于传统的作业治疗及物理治疗，镜像疗法被普遍认为是一种中枢干预手法，即"直接"刺激损伤脑区或功能脑区的干预手段。针对中枢干预技术，国内贾杰教授率先提出了"中枢－外周－中枢"的闭环康复模式。以镜像疗法为例，即在镜像疗法激活中枢神经系统后有效结合外周康复干预手段，促进中枢系统的二次激活，以及增强肢体功能的恢复，从而形成正向闭环康复的循环。

单一的镜像疗法往往临床治疗效率不是很好，基于此，国内外很多医疗工作者提出了很多的合并疗法，即以镜像疗法合并其他疗法一起进行治疗。如 Keh-Chung Lin 等进行随机对照试验，利用网状手套（mesh glove）结合镜像疗法与单一的镜像疗法进行对比，结果发现前者对于患者的运动功能改善较好，由此得出镜像疗法结合本体感觉可以改善感觉动作及日常生活功能，比起单一的镜像疗法提高了更多的感觉刺激和动作表现。此外，临床上也常用镜像疗法结合功能性电刺激用于脑卒中后上肢运动功能障碍的患者，也取得了一定的成效。功能性电刺激结合镜像疗法可以刺激视觉、触觉、本体感觉三个独立的感觉系统，对于脑卒中上肢的康复可能是一个很好的手段。本节着重介绍镜像疗法结合外周干预技术的两大经典应用。

二、镜像疗法结合外周干预技术的经典应用

（一）镜像疗法结合任务导向性训练

任务导向性训练是一种有效的治疗方法，它通过特定的环境使用肢体运动完成明确的任务。任务导向性训练对于脑卒中患者要求偏瘫侧手有一定的功能基础，因此在脑卒中早期或者手功能严重偏瘫的患者，应用具有一定的局限性。镜像疗法可以弥补任务导向性训练在这方面的不足。镜像疗法提供了一种动作观察－执行匹配机制，在动作观察、动作模仿、运动想象及运动学习等神经生理学过程中起重要作用。运动想象能激活与执行实际动作相似的脑神经网络，这就为运动想象训练用于卒中后手功能障碍的康复提供了理论基础。早期应用镜像治疗技术，对远端肢体运动障碍、肢体疼痛、感知觉障碍、偏侧忽略等提供了有效方法，且双侧肢体训练更有利于整体康复。另一方面，在镜像疗法训练范式的基础上结合任务导向性训练，也是目前临床研究与关注的一个创新点。

基于闭环康复理论，在应用镜像疗法结合任务导向性训练时，可以指导患者在首先开始的镜像技术中先在脑中"排演"偏瘫侧手需要进行的动作，并且在一定程度上增加了运动想象与运动执行的能力，增加患者的"沉浸感"，而在之后的任务导向性训练中所进行的动作与镜像技术中所进行的一致，从而使得动作精准度提高。唐朝正等基于镜像疗法结合任务导向性训练，改善了一例脑卒中后偏侧忽略患者的上肢与手功能，证明了该方法的可行性。此外，基于镜像疗法设备的创新，也为镜像疗法与任务导向性训练的结合提供了更好的平台。国内贾杰教授团队创新地提出了多模态镜像设备，在该设备的基础上，将双侧的任务训练结合镜像训练本身，从而创新了镜像疗法与任务导向性训练结合的训练方式（图7-3-1）。

（二）镜像疗法结合外周电刺激

外周电刺激，包括神经肌肉电刺激、功能性电刺激，以及基于生物反馈的电刺激技术。以 FES 为例，FES 是一项较为成熟的康复技术，该技术在刺激周围神经肌肉的同时也刺激传入神经，增强了下运动神经元的兴奋性，加上重复强制性运动模式信息不断传入中枢神经系统，可以促进大脑受损区域突触效能的增强及受损半影区的可塑性增强，使其在皮质形成兴奋痕迹，从而形成了"自下而上"的神经传导通路。镜像疗法与之有截然不同的治疗思路，其强调"自上而下"的治疗思路。通过将镜像疗法与 FES 相结合，可以实现"自上而下""自下而上"的神经传导通路，从而形成完整的闭环康复模式，促进外周肢体功能更好的恢复。两者结合中，FES 弥补了镜像疗法双侧运动中因患侧肌力不够，或肌张力问题，不能启动患侧运动的缺陷，镜像双侧性运动即利用健侧对称性运动诱发患侧运动，又解决了 FES 中的视觉反馈问题。

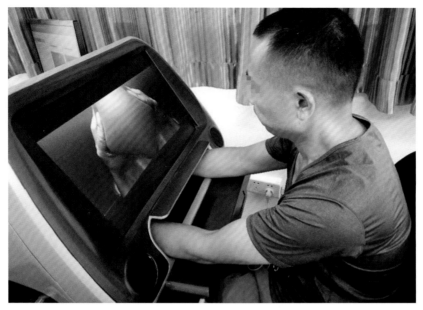

图 7-3-1 双侧镜像任务训练范式

国内外不少研究聚焦了镜像疗法与外周电刺激的结合应用。如 Kim 等的研究发现,镜像疗法与基于生物反馈的功能性电刺激评估镜像治疗结合,可行,有效,可以促进脑卒中患者上肢运动功能的改善和生活质量的提高。Xu 等研究探索了镜像疗法结合神经肌肉电刺激促进脑卒中后足下垂患者下肢运动恢复和步行能力的有效性,研究表明二者的结合,可以改善脑卒中后足下垂患者的步行能力,减少痉挛。诸如此类的研究范式,逐渐在临床广为应用,也不断增强镜像疗法在临床上的价值,使得越来越多的患者受益。

三、总结与展望

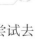

脑卒中后上肢手功能的康复是一个世界性的难题,越来越多新的临床干预手段尝试去改善这个问题。其中结合多种治疗方法(合并疗法)去促进手功能的改善占了很大的比例。合并疗法作为一种新的治疗手段也越来越受到重视。镜像疗法作为治疗的手段之一,在临床上可以结合多种其他疗法,如强制性诱发运动治疗、任务导向性治疗、音乐治疗等。合并疗法作为一种新的治疗手段目前还缺乏一定的循证研究,未来临床和科研可以在这一方面继续深入的研究。此外应考虑到,合并疗法应避免过于复杂和烦琐,特别对于有认知障碍及情绪问题的患者,应谨慎考虑。

第四节 脑－机接口结合外周干预技术

脑－机接口技术是一种在没有周围神经和肌肉这一正常传出通路参与的情况下实现人与外界环境的交互并显示或实现人们期望行为的电脑系统。借助脑－机接口技术，人们就可以直接用脑来操作设备，而不需要通过语言或肢体的动作。这是一种全新的控制和通讯方式，对于无法控制肢体活动或语言交流存在障碍的残疾人来说有着极其重要的意义。脑－机接口的一个主要应用就是神经功能障碍残疾人的辅助支持与康复。

脑－机接口多结合外周干预技术进行在脑卒中手功能的康复治疗，通过这些干预技术来对瘫痪肢体产生刺激，通过神经反馈增强运动控制网络重建，促进脑卒中受损脑区神经通路重塑和功能重组，恢复受损的运动控制功能。

一、脑－机接口结合功能性电刺激

FES 是应用低频脉冲电流有序、同步、随意地作用于支配肌群的神经系统，模拟正常运动以配合功能动作完成诱导脑功能重组。其在手功能康复中已是一项成熟的康复技术，但是单一的康复技术往往难以达到更好的康复效果，多种不同措施共同干预必将代替单一的康复模式从而提高神经功能重建，现代康复技术已从"平面康复"向"立体康复"转化，多模式、多元化联合的康复模式是目前关注的热点。

FES 结合脑－机接口治疗脑卒中后手功能障碍是目前的研究热点之一。有研究显示，通过一个慢性脑卒中手指肌肉瘫痪的患者应用脑－机接口结合 FES 进行治疗，发现在 9 个疗程的治疗之后，个别的手指伸展功能得到一定程度的恢复（图 7-4-1）。

FES 结合脑－机接口主要包括脑电信号的采集、脑电信号的处理和功能性电刺激系统三大部分，将人脑左手或右手运动想象时产生的 ERS/ERD 信号换为控制命令输出，传至 FES 系统，通过调节电刺激的强度去调节电流最终传递刺激，引起目标肌肉收缩进而实现手功能的恢复锻炼。该途径可以避开患者身体内部受损伤的通路，将其运动想象意愿直接传递给 FES 系统。FES 在刺激周围神经肌肉的同时也刺激传入神经增强了下运动神经元的兴奋性，加上重复强制性运动模式信息不断传入中枢神经系统，可以促进大脑受损区域突触效能的增强及受损半影区的可塑性增强，在皮质形成兴奋痕迹，从而形成了"自下而上"的神经传导通路。另外，FES 脑卒中偏瘫患者可以直接控制受损肢体。对于那些神经阻断但肢体尚在的残疾人可利用 BCI 系统直接控制其肢体肌肉，使肢体完成日常生活基本动作，同时也有弥补患者残损功能的作用。

综合 BCI 和 FES 技术各自的特点，并将两者结合对脑卒中偏瘫患者进行主动康复训练，

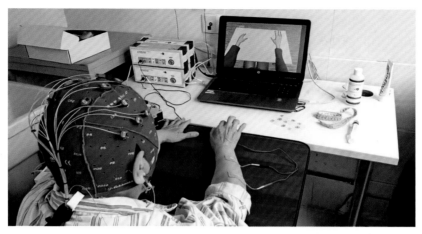

图 7-4-1　应用功能性电刺激辅助脑卒中患者进行上肢抓握

对脑卒中后手功能康复有着极其重要的意义。这一结合形成了一种中枢干预与外周干预的新模式，促进神经通路的接合。BCI 在直接激活脑区的同时，输出信号配合外周功能性电刺激，再从外周进行刺激，两种刺激可能直接形成一种对接，促进患者更快地恢复手功能。

二、脑－机接口结合康复机器人

外骨骼式是手功能康复机器人设计中最常采用的结构，其运动的形式由最初的手指末端直接拉伸式发展为模块化多关节驱动式，而为其提供驱动力的执行器也从电机驱动逐渐被气动人工肌肉或气缸与气动人工肌肉相结合的方式所取代，并且随着各类传感器的应用，将其集成于康复机器人，实现了能够实时反馈康复训练过程中的数据信息，帮助临床康复师评估患者的康复训练效果。

BCI 的研究不仅为脑卒中患者提供了一种大脑与外界进行交流的新方法，也为康复训练提供了新途径。2006 年，美国布朗大学的 Donoghue 教授等在四肢瘫痪的患者脑中植入了芯片，记录运动想象脑电信号，并对此进行解析。最后该瘫痪患者可以通过脑电打开邮件、开启电视、控制瘫痪手的抓握，以及控制多关节机械手臂的基本动作。2012 年，加拿大西蒙弗雷泽大学设计了一个简易便携的 BCI 手臂康复系统。该系统通过无线头套采集运动想象 EEG，然后通过蓝牙设备将数据传送到计算机，并进一步处理和识别，驱动外骨骼机械手臂实现相应动作，从而辅助患者进行手臂康复治疗。

康复机器人结合脑－机接口主要包括脑电信号的采集、脑电信号的处理和机器人产生运动三大部分。大脑在进行思维活动、产生动作意识或受外界刺激时，神经细胞将产生几十毫伏的电活动，可以通过一定的方法加以检测，再通过信号处理（主要是特征提取和信号分类）从中辨析出人的意图信号，最后将其转换为控制命令，来实现对外部设备的控制和与外界的交流。

目前仍在研究的基于脑－机接口技术的康复机器人可以实现治疗与辅助一体。基于BCI技术的康复机器人技术主要有两种作用：第一，利用BCI系统直接与外界交流，如控制神经假肢、智能轮椅、电脑荧幕上的光标等；第二，基于中枢神经系统的可塑性理论，可利用BCI系统进行神经再恢复。复旦大学附属华山医院的贾杰教授团队也在"产、学、研、医"合作模式下与上海交通大学、上海司羿智能科技有限公司研发了脑－机接口与柔性手功能康复机器人的一体化设备，目前正在开展多中心临床随机对照试验（图7-4-2）。

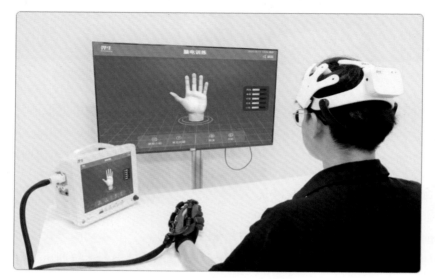

图 7-4-2　BCI 联合柔性手功能康复机器人

三、脑－机接口主从式镜像训练

BCI控制的外骨骼机器人镜像系统疗法日渐成熟。康复机器人手套创新式的镜像康复训练，采用偏瘫患者的健手穿戴融合了运动信息采集装置的数据手套——瘫痪手穿戴人工肌肉动力手套。通过BCI捕获的运动意图结合健侧手套采集的运动信息并传递给患侧手套，实现健手控制患手完成镜像动作的康复训练。相比于传统的镜像疗法，手功能康复机器人让患者观察到的是患侧手部真实的动作，而不是镜子中的"假像"，这种视觉反馈应该会对大脑皮层的刺激更为显著和有效；患手在动力手套的带动下产生的真实运动又会进一步增强康复效果（图7-4-3）。

MT结合机器人手套是将MT自上而下的神经传导通路和患手被动运动自下而上的神经传导通路相结合即形成了完整的"中枢－外周－中枢"闭环康复模式，进而可以更好地提高手功能的重建和恢复，两者结合的机器人手套弥补了 MT 双侧运动中因患侧肌力不够不能启动患侧运动的缺陷，镜像双侧性运动即利用健侧对称性运动诱发患侧运动，又解决了机器人手套中的视觉反馈问题。MT 联合机器人手套所形成的"中枢－外周－中枢"闭环康复新模式打破了传统的单一模式，向多元化、多维度、智能化联合康复模式转变，符合现代康复医学模式的要求，可运用脑卒中手功能各期患者，大大提高了在单位时间内的康复疗效，增加了患者注意力及主动意识，且具有操作简便、成本低廉的特点，在手功能康复技术中有良好的推广前景。

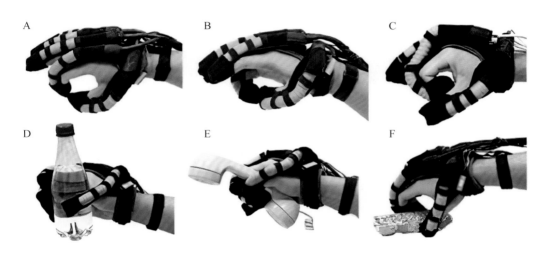

图 7-4-3 应用气动手套辅助患者进行镜像动作

第五节 运动想象结合外周干预技术

在之前的章节我们已经对运动想象技术本身进行了较为细致的剖析，但在临床实践中，运动想象技术常常不是单独使用的，而是融合在常规的康复治疗中。"中枢－外周－中枢"闭环康复理论指导下的运动想象疗法就是一种符合现代神经康复理念的应用模式，其中闭环模式是指通过运动想象技术以激活中枢神经系统，再结合外周干预定向强化肢体功能的重塑。在本小节，我们结合国内外研究进展，对运动想象技术结合外周干预的应用形式和内容进行阐述。

一、运动想象结合外周干预技术在不同时期脑卒中康复中的应用

如图 7-5-1 所示，国际卒中康复联盟根据临床研究和基础研究的结果，将脑卒中的病程分为超急性期（0～24 h）、急性期（1～7 d）、亚急性早期（7 d～3 m）、亚急性后期（3～6 m）和慢性期（>6 m）。我们将运动想象疗法的临床效用按照该恢复进程进行了划分：①急性期，运动想象疗法主要用于保持中枢神经系统的兴奋性，减少废用综合征的影响，脑卒中患者在该阶段大多处于软瘫期，肢体功能尚未诱发出，主要进行的是被动关节活动和感觉输入等外周干预，此时若能结合运动想象训练，就可以尽可能早地激活中枢运动神经网络，为后期的恢复打下基础；②亚急性期，对应脑卒中患者肢体功能的快速恢复阶段，运动想象疗法可以与常规康复训练结合，嵌入（Embedded）或附加（Added）于日常的训练任务中，从而促进运动再学习，加速神经重塑；③慢性期，运动想象技术在后遗症阶段可以作为补充治疗手段，帮助患者在居家康复中巩固运动记忆，减缓运动神经网络由训练强度下降而导致的功能衰退，并进一步激发患者潜在的恢复能力。

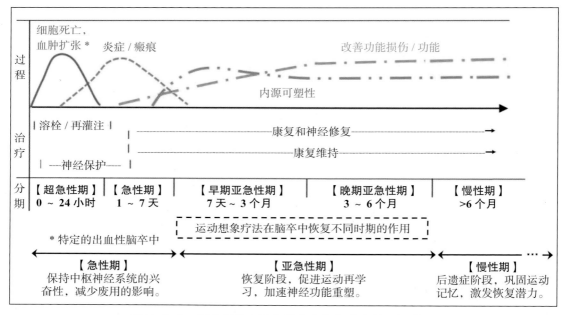

图 7-5-1　运动想象疗法在脑卒中恢复全程的不同作用

二、运动想象疗法结合上肢外周干预

研究表明，运动想象疗法结合作业疗法、任务导向训练等外周干预，可以在不需增加训练强度的情况下，诱发中枢神经系统产生类似来自于上肢手部感受器的信息传入性活动，

从而加速脑侧支循环的建立，促进病灶周围组织或健侧脑细胞的重组或代偿，极大地发挥脑的可塑性，促进大脑皮质功能的重组，从而增强中枢运动冲动信息的传出性活动，改善运动表现。张裴景等在被动关节活动、关节活动度训练、坐位平衡训练、上肢肌力训练、上肢控制能力训练、上肢精细动作训练和上肢日常生活活动能力训练等作业疗法的训练方案基础上，于每次常规作业治疗后附加一组独立的运动想象训练，结果表明运动想象疗法结合作业疗法能明显地改善脑卒中偏瘫患者的上肢及手功能，进而改善日常生活活动能力。唐朝正等研究了任务导向训练与运动想象的联合疗效，指导患者在运动想象完成后即可开始对任务的导向训练，从而促进患者将运动想象的具体动作转化为现实生活中的使用能力，结果显著改善了脑卒中患者的 FMA-UE 评分，这一联合运用模式与 Ramos-Murguialday 等报道的基于运动想象的脑－机接口训练模式一致。

运动想象疗法也可以与外周针刺疗法结合，既往研究表明传统中医针刺疗法对偏瘫手精细动作的恢复有良好疗效，《黄帝内经·灵枢》有云："用针之要，无忘其神""粗守形，上守神"。神者，精神、意识、思维活动也。针刺过程中，医者和患者的主观意念是疗效的重要影响因素。而在现实临床工作中，无论是医者还是患者，做到"守神"都比较困难。运动想象则与传统医学的意念疗法有相通之处，通过让患者聆听运动想象指导语，从而有目的地引导患者的意念。针刺配合运动想象，将传统医学与现代技术手段相结合，既克服了单纯运动想象，患者依从性不高的问题，又提高了针刺"守神"的临床疗效，通过对中枢－外周的双向刺激，完善中枢与周围的神经反射弧，从而更有利于活化损伤的运动网络，二者具有协同效应。

运动想象疗法结合外周神经肌肉电刺激也可以提高偏瘫患者上肢运动功能，神经肌肉电刺激可以帮助患者完成关节活动，把正确的关节运动感觉和肌肉收缩感觉传到大脑，这有助于同步刺激运动想象的产生，强化运动想象的中枢兴奋效应。该训练模式可以由患者独立完成，能调动患者主动参与训练，相较于传统的外周神经肌肉电刺激增强了患者的主观能动性。

三、运动想象疗法结合下肢外周干预

运动想象疗法在脑卒中下肢功能的康复中也有着广泛的应用，应用研究主要集中在改善患者的步态控制和平衡功能等方面。Cho 等将 28 例后遗症期脑卒中患者随机分配至运动想象组和常规康复组，运动想象组在常规的步行训练中嵌入运动想象训练，每周训练 3 次，每次持续 15 分钟，共 6 周，想象训练的形式为先观看正确的步态指导视频，然后进行步行想象训练。治疗前后采用 10 m 步行测试、FMA 量表和坐站平衡测试评估患者的下

肢运动功能。结果显示，在常规的步行训练中嵌入运动想象训练可以显著提升患者的步行功能和平衡能力。闫彦宁等采用两阶段交叉设计进行前瞻性研究，发现运动想象疗法结合基于神经生理学疗法及运动再学习的下肢平衡训练可以显著改善患者的 Berg 平衡量表评分。因此，将运动想象应用于平衡功能康复是一种安全、有效的治疗手段。

踝关节功能对脑卒中患者的平衡功能、步行能力和步态有很大的影响。因此，促进踝关节运动功能的恢复对患者的日常生活活动能力有极其重大的意义。有研究将运动想象与功能性电刺激相结合，介入早期脑卒中偏瘫患者的康复治疗，电极分别置于腓总神经深层分支点及浅层分支点，采用正相矩形波，间歇时间 3 ～ 5 s，刺激时间 10 ～ 20 s，频率 1 ～ 100 Hz，刺激强度 0 ～ 150 mA，脉宽 50 ～ 500 μs，刺激方式为自动，治疗 20 分钟 / 次，2 次 / 日，5 日 / 周，共治疗 8 周。每次接受功能电刺激后进行运动想象训练，采用视觉运动想象模式，让患者按指定的下肢运动任务进行想象训练，如"想象你看见了自己的踝关节在做打拍子运动""想象你自己的踝关节在做背伸和跖屈运动情形"等，结果表明运动想象结合功能性电刺激可以显著改善踝关节周围肌肉的运动表现。

随着康复工程学的发展，康复机器人被越来越多的应用于临床神经康复中，并取得了较好的疗效。而运动想象疗法因其简单经济易行、对设备和场地要求低，可以很简便地与下肢康复机器人融合训练。王盛强等观察了运动想象疗法结合下肢康复机器人训练对脑卒中亚急性期偏瘫患者下肢运动功能的影响，下肢机器人辅助患者进行原地踏步等动作，并提供游戏画面视觉反馈，在每日常规训练和下肢康复机器人训练结束后开始运动想象训练，结果显著改善了患者的 Berg 平衡量表、FMA 运动功能量表和功能性步行量表的评分。因此，运动想象训练结合下肢康复机器人可以巩固运动记忆，促进下肢运动再学习。

四、运动想象疗法结合其他中枢或外周干预

运动想象疗法结合外周干预不仅可以应用于上下肢功能康复，还有研究将其应用于脑卒中神经性吞咽障碍、认知功能训练、核心稳定性训练等。还有研究将其他中枢干预，例如镜像疗法、经颅直流电刺激、运动观察、头部针刺、音乐疗法等结合，均取得了一定的疗效。在未来的研究中，我们需要规范运动想象结合其他外周或中枢干预的临床应用模式，并通过功能磁共振、脑电图、肌电图等神经电生理和影像工具，探索运动想象疗法的神经作用基础，并尝试分析运动想象结合其他干预后的交互效应，从而帮助我们更深入地理解运动想象的临床疗效机制。

第六节 经颅超声结合外周干预技术

TUS 是康复治疗中的新兴中枢干预技术，在很多脑卒中相关的研究中，TUS 联合外周治疗在运动功能、自理能力、心理评估中都比单项治疗表现出了更长期、更显著的改善。常见的外周干预技术包括神经肌肉电刺激、低频电刺激、肌电生物反馈疗法、常规肢体康复锻炼、针灸等。

这可能是由于 TUS 改变局部大脑皮质兴奋状态，激活病侧运动区、感觉区，与外周神经肌肉电刺激、肌电生物反馈疗法形成双向的反馈，加强大脑对患侧肌肉运动的再学习，促进中枢神经重塑，从而建立新的运动控制通路，形成"中枢－外周－中枢"闭环。

参考文献

[1] 陈汉波，吕晓，郑文华，等.经颅直流电刺激协同下肢康复治疗在脑卒中偏瘫下肢康复中的应用进展 [J].康复学报，2022，32（1）：75-81.

[2] 陈思，陈汉波，廖秋霞，等.经颅直流电刺激联合上肢康复治疗对脑卒中偏瘫患者上肢功能影响的应用进展 [J].中国康复医学杂志，2021，36（10）：1302-1306.

[3] STEPHANI A PALIMERI S.Combining a tailored strength training program with transcranial direct-current stimulation（tDcs）to improve upper extremity function in chronic stroke patients[D]. Canada：McGill University，2020.

[4] 郭伏玲，夏文广，张阳普，等.经颅直流电联合表面肌电生物反馈治疗脑卒中后吞咽障碍的疗效观察 [J].神经损伤与功能重建，2021，16（12）：766-768.

[5] VAN T WOUT-FRANK M，SHEA M T，LARSON V C，et al. Combined transcranial direct current stimulation with virtual reality exposure for posttraumatic stress disorder：feasibility and pilot results[J]. Brain Stimul，2019，12（1）：41-43.

[6] 邓丽娟，吴晓华，许美珍.高频重复经颅磁刺激联合任务导向性训练对脑卒中患者手功能康复的疗效 [J].中国处方药，2019，17（3）：132-134.

[7] 赵琴，费世早，方芬，等.高频重复经颅磁刺激联合任务导向性训练对脑卒中后偏瘫患者上肢运动功能康复效果的影响 [J].实用心脑肺血管病杂志，2022，30（1）：113-116，123.

[8] 张瑜.高频重复经颅磁刺激联合任务导向性训练对卒中后偏瘫患者肢体功能影响观察 [J].中国疗养医学，2020，29（8）：832-833.

[9] 王宏斌，龙华，袁华，等.低频重复经颅磁刺激联合以任务为导向作业疗法对脑卒中患者上肢运动功能的康复作用 [J].中国现代神经疾病杂志，2017，17（4）：254-260.

[10] 孙乐鹏，王艳雪，代新年.功能性电刺激结合重复经颅磁刺激用于缺血性脑卒中偏瘫患者步行

障碍恢复的临床观察 [J]. 卒中与神经疾病，2018，25（5）：542–545，552.

[11] 黄华垚，杜厚伟，陈超，等. 低频 rTMS 联合 FES 治疗对亚急性期缺血性脑卒中患者下肢痉挛及运动功能的康复作用 [J]. 心血管康复医学杂志，2019，28（2）：134–138.

[12] 林鸿新. 低频重复经颅磁刺激联合上肢康复机器人对卒中后偏瘫上肢运动功能的影响 [D]. 广州：南方医科大学，2019.

[13] 杨青，陈树耿，邓盼墨，等. 周围神经肌肉磁刺激联合重复经颅磁刺激治疗脑卒中慢性期手功能障碍 1 例报道 [J]. 中国康复理论与实践，2018，24（12）：1384–1387.

[14] 严晶晶，袁海峰，张妮，等. 中枢联合外周重复磁刺激对卒中后运动功能障碍的疗效 [J]. 华西医学，2021，36（5）：588–594.

[15] 时红梅，李依芘，徐玉丽，等. 重复经颅磁刺激联合生物反馈对脑卒中上肢运动功能的康复评价 [J]. 中国实用神经疾病杂志，2019，22（8）：847–852.

[16] 刘思豪，李哲，刘骞豪，等. 低频重复经颅磁刺激联合肌电生物反馈疗法对脑卒中患者上肢功能的临床研究 [J]. 中国康复，2018，33（6）：451–454.

[17] 袁孟哲，郭小平，张长龙，等. 低频重复经颅磁刺激联合肌肉能量技术治疗脑卒中后上肢痉挛的效果观察 [J]. 山东医药，2020，60（9）：63–66.

[18] 孙武东，蔡倩，徐亮，等. 重复经颅磁刺激联合双侧上肢训练对脑梗死患者上肢功能恢复的影响 [J]. 中国康复医学杂志，2022，37（2）：218–221.

[19] 贾杰. "中枢－外周－中枢"闭环康复——脑卒中后手功能康复新理念 [J]. 中国康复医学杂志，2016，31（11）：1180–1182.

[20] 唐朝正，丁政，张晓莉，等. 镜像疗法结合任务导向训练治疗脑卒中后伴单侧忽略患者手部运动功能障碍一例 [J]. 中华物理医学与康复杂志，2014，36（12）：974–976.

[21] 庄金阳，贾杰. 基于左右制衡理论的镜像疗法在亚急性脑卒中患者的临床应用 [J]. 中国康复理论与实践，2020，26（1）：98–101.

[22] ZHUANG J Y，DING L，SHU B B，et al. Associated mirror therapy enhances motor recovery of the upper extremity and daily function after stroke：a randomized control study[J]. Neural Plast，2021，2021：7266263.

[23] KIM J H，LEE B H. Mirror therapy combined with biofeedback functional electrical stimulation for motor recovery of upper extremities after stroke：a pilot randomized controlled trial[J]. Occup Ther Int，2015，22（2）：51–60.

[24] XU Q，GUO F，SALEM H M A，et al. Effects of mirror therapy combined with neuromuscular electrical stimulation on motor recovery of lower limbs and walking ability of patients with stroke：a randomized controlled study[J]. Clin Rehabil，2017，31（12）：1583–1591.

[25] BERNHARDT J，HAYWARD K S，KWAKKEL G，et al. Agreed definitions and a shared vision for new standards in stroke recovery research：the stroke recovery and rehabilitation roundtable taskforce[J]. Int J Stroke，2017，12（5）：444–450.

[26] STINEAR C M，LANG C E，ZEILER S，et al. Advances and challenges in stroke rehabilitation[J]. Lancet Neurol，2020，19（4）：348–360.

[27] 王鹤玮，贾杰，孙莉敏.运动想象疗法在脑卒中患者上肢康复中的应用及其神经作用机制研究进展 [J]. 中华物理医学与康复杂志，2019，41（6）：473-476.

[28] 唐朝正，赵智勇，孙莉敏，等.运动想象结合任务导向训练在脑卒中后手功能康复中作用的fMRI 研究 [J]. 中国运动医学杂志，2015，34（5）：495-499.

[29] 王海桥，鲍春龄，李鹤，等.针刺联合运动想象对脑卒中软瘫上肢精细动作的影响 [J]. 中国针灸，2015，35（6）：534-538.

[30] 刘婧，刘子渤，李红玲.经颅超声刺激辅助缺血性脑卒中后康复训练的研究进展 [J]. 中华物理医学与康复杂志，2021，43（3）：268-272.

[31] 朱智文，尹德铭，方向延，等.经颅超声、激光联合神经肌肉电刺激治疗对脑卒中患者生活质量与肢体功能的影响 [J]. 中国医学创新，2017，14（23）：42-45.

[32] 卢红玉，庞全瑭.局部低频电刺激联合经颅超声治疗缺血性脑卒中后肩手综合征的疗效观察 [J]. 中华物理医学与康复杂志，2019，41（8）：591-593.

第 八 章

"中枢 – 外周 – 中枢" 闭环康复在脑卒中的应用

第一节　"中枢－外周－中枢"闭环康复在运动功能障碍中的应用

运动障碍是脑卒中后最常见的功能障碍之一，严重影响患者的日常生活能力，阻碍患者回归家庭和社会，因此，卒中后运动功能的恢复至关重要。现有的运动功能康复训练多属于外周干预手段，但单一的外周干预已经不能满足日益增长的中枢神经系统损伤患者的康复需求，因此应不断探索内在机制及与中枢干预结合的应用。

tDCS 是通过置于颅骨的电极产生微弱直流电（通常 $1\sim2$ mA）的一种非侵入性脑刺激方法。阳极下的神经元去极化，提高大脑皮质的兴奋性；而阴极下的神经元通过超极化的作用，使皮质兴奋性降低。除了即刻作用外，tDCS 同样具有刺激后效应。努尔加依等干预了 3 例卒中患者，在 tDCS 治疗后进行任务导向性 FES 训练，结果发现 tDCS 结合 FES 治疗改善了受试者上肢的运动功能。由于 FES 的治疗时间与 tDCS 的治疗时间是错开的，且处于 tDCS 后效应时间之内，所以 tDCS 阴极降低健侧大脑兴奋性、阳极提高患侧大脑兴奋性及强化的任务导向性 FES 治疗提高了患侧大脑的兴奋性，同时 tDCS 刺激后的 FES 治疗干预不会与 tDCS 的兴奋作用产生拮抗效应。tDCS 结合常规康复训练对卒中患者运动功能的改善有良好的效果。研究发现，tDCS 联合抗阻运动、Bobath 康复疗法可有效改善脑卒中偏瘫患者的肢体运动功能，改善其神经缺损症状，且不会增加不良反应发生风险。

TMS 是一种用于调节和干预大脑功能的中枢干预技术。一般推荐 rTMS 后续接 $30\sim60$ 分钟的针对性康复治疗。系统评价结果表明，经重复经颅磁刺激治疗后，干预组患者的运动功能 Fugl-Meyer 量表得分有所提高，且与对照组相比差异具有显著性意义，提示患者运动能力得到提高。不同研究使用 rTMS 联合 OT、PT、RFEs 等常规康复手段，结果发现这些均可减轻上肢痉挛，改善运动功能。有研究结果显示，rTMS 结合上肢重复促通训练可提高上肢的运动功能。同时，若重复经颅磁刺激后给予运动训练，卒中患者的患手捏力和握力、上肢肌力、运动功能评分都有显著改善。

镜像疗法最早被应用于幻肢痛的临床治疗，现在多应用于脑卒中后运动功能恢复。镜像疗法涉及动作观察、运动想象、模仿学习等诸多过程，可通过观察镜中偏瘫侧"肢体幻像"提高卒中后患肢的存在意识，促进运动功能恢复，增强对所观察到的动作形成运动模仿这一运动回路的敏感性。众多研究尝试将镜像疗法与其他治疗方法相结合，皆有提升疗效的效果。镜像疗法联合功能性电刺激、神经肌肉电刺激、任务导向训练、强制性运动疗法能有效提高患侧上肢运动功能。与常规康复治疗对比，镜像疗法结合双侧上肢训练和卒中分级分阶段活动是改善患侧上肢运动功能的有效手段，这主要是由于双侧肢体同源性肌肉进行对称性运动时，两侧大脑半球相似的神经网络均得到激活，皮质间的抑制减弱，从而使患者的神经功能得以重组。

运动想象是指运动活动在内心反复地模拟排练，而不伴有明显的身体活动。运动想象训练可以运用于脑卒中患者软瘫期。研究发现，Rood技术联合运动想象疗法可以促进脑卒中患者神经功能恢复，抑制软瘫期肢体痉挛，有效改善其运动能力，促进肢体向下一个阶段恢复。研究者在给予卒中患者常规康复训练和神经肌肉电刺激之后，再对患者运用运动想象疗法，结果发现联合治疗可以改善偏瘫上肢的运动功能。运动想象疗法强化了视觉、触觉等感觉信息的输入，促进了潜伏突触的启动，改善了感觉运动环路。有研究在应用下肢康复机器人训练的同时结合运动想象训练，让患者掌握正确步行模式和运动感觉后，再主动进行步行训练，结果发现联合训练能更有效地改善卒中患者的肌痉挛、下肢运动功能、平衡功能和步行能力。

第二节 "中枢－外周－中枢"闭环康复在吞咽功能障碍中的应用

2021年，我国吞咽障碍康复领域知名专家窦祖林教授在《中华物理医学与康复杂志》吞咽康复专刊中发表了专家述评，最先总结的一个领域进展就是中枢及外周调控已成为脑卒中后吞咽障碍临床研究的热点。无论是"自上而下"的中枢性调控，还是"自下而上"的外周刺激都显示出了对吞咽障碍的改善作用。

一、"中枢－外周－中枢"闭环评估

（一）中枢评估

现代影像学与可视化技术的发展实现了对神经电信号、血管循环代谢、大脑活动形成波谱等的捕捉，让中枢评估成为可能。在吞咽功能评估方面，作为电生理技术，脑电图（electroencephalogram，EEG）和脑磁图（magnetoencephalogram，MEG）能直接测量吞咽过程中神经活动的电磁信号，记录脑电事件相关电位和脑磁事件相关磁场，具有毫秒级的高时间分辨率优势。EEG能够进行更长时间的描记，覆盖更多时期，而MEG的定

位灵敏度更高。与脑波形图不同，fMRI 可以获得直观的大脑结构图像，并且显示出在静息态或执行吞咽任务时大脑处于活跃状态的区域，具有很好的空间分辨率，被认为是无创血流动力学神经成像技术的金标准。fMRI 与功能性近红外光谱（functional near-infrared spectroscopy，fNIRS）相似，都是对大脑血流动力学的变化进行成像监测。fMRI 虽然空间分辨率很高，但是时间分辨率较低，fNIRS 更高的时间分辨率和更灵活的应用场景弥补了 fMRI 的不足，越来越多学者致力于两者之间的比较研究，得出的结论为二者结果具有高度相关性与一致性，是脑功能评估提供的安全、有效的方法。另外，磁共振的其他形式如 DTI 可直观、形象地显示神经纤维束的损伤情况，也逐渐被用作探明吞咽脑神经环路的客观评价指标。

（二）外周评估

吞咽外周评估应用已久，现已经形成了一套非常成熟的评估工具与执行流程。它分为临床床旁评估与仪器评估，旨在检查吞咽过程中相关器官与组织的运动力量、幅度与协调性。床旁评估的目的是在有限条件下利用尽可能容易实施的方法做出功能评判，主要通过观察受试者执行的某个拆分动作，包括颜面部、口腔部、喉部，以及完成完整的饮水或摄食活动的情况，并使用相应的量表或问卷进行评分。由于吞咽实际发生在肉眼无法直接观察的人体内部，因此在床旁评估明确存在吞咽障碍后往往需要再进行精准的仪器评估。VFSS 可在 X 线透视下观察到患者吞咽不同性状食物时口腔、咽、喉、食管的整体运动，让检查者发现内部的结构性损伤或功能性异常表现，是外周吞咽评估技术当中的"金标准"。当然 VFSS 不是完美的，因此需要其他的技术来补充其无法评估之处。FEES 能够直接观察咽喉部结构如会厌、局部黏膜、咽后壁、喉前庭、声带、梨状隐窝的情况，还可以了解分泌物的积聚情况并评价感觉功能。超声可以清晰显示吞咽时口咽期软组织结构、运动及舌骨位移、喉抬升情况，能够动态观察食团运转（正常食物，无须添加造影剂或染色剂），无侵入，无辐射。高分辨率压力测量（high-resolution manometry，HRM）专门用于评估动力学信息，能够反映舌根部压力值、环咽肌静息压力和松弛开放时的压力。表面肌电图（surface electromyography，sEMG）可以检测相关肌群吞咽不同质地与黏稠度食物的生物电信号，还可以尝试通过分析吞咽时产生的声音特性来诊断和评估脑部特定区域的损伤和相关神经损伤。

（三）闭环康复应用

我们非常开心地看到吞咽功能评估从外周向中枢延伸，这意味着对神经调控机制的研究更加深入，意味着对吞咽功能的健康管理也越来越被临床科学人员重视。由于中枢评估的有关设备价格高昂，还需要培训吞咽专业知识与神经生理检测知识兼具的评估人员，目前还未能实现脑功能评估的普及，但随着科学实验的开展，越来越多的患者能够享受到外周与中枢的多维度评估，从而有利于制定更加适合患者的康复方案并预测结局。宏观来看，有助于寻找、阐明不同病因造成的吞咽障碍的损伤机制。中枢评估提供了一种路径，让科学家们可以从不同吞咽时期、不同吞咽组件、不同吞咽任务、不同年龄段来多层面地评估健康人群以摸清吞咽功能的中枢环路，明确吞咽优势半球的时空激活特性。对于正常脑机制的认知越清晰，也就能够更好地把握脑损伤后的功能重组方向。

二、"中枢－外周－中枢"闭环干预

（一）中枢干预

近年来，临床更加重视无创或微创的中枢干预，因为中枢干预可"直接"刺激脑部功能区域，调节大脑区域与整体网络的兴奋性，改善脑部损伤区域的突触可塑性，达到改善吞咽障碍的效果。接触式的脑刺激技术包括 TMS、tDCS 和我国传统的头部针刺疗法。随着研究的深入，不同的 TMS 脉冲刺激模式逐渐被实验性地应用于吞咽障碍的治疗。rTMS 是指在选定大脑区域给予重复、连续、强度不变的刺激；Theta 爆发式磁刺激则是在 rTMS 的基础上加入丛状节律式刺激，刺激强度更低，刺激时间更短；而成对关联刺激是将中枢 TMS 与外周神经电刺激按一定时间间隔相结合，成对激活大脑网络。tDCS 受限于其强度，刺激深度较浅，一般在 1 cm 左右，而 TMS 最深可以达到 6 cm。tDCS 应用的时期也主要集中在稳定恢复期，但其与 TMS 相比安全性更高、价格更低廉、更容易携带，可在床边治疗。中医学认为，头为诸阳之会，是经穴聚集和经络所过之处，与全身各部存在着对应关系，现代头部针刺疗法将传统穴位与脑区结合，对吞咽障碍的治疗作用已被证实。

另外，镜像疗法、运动想象、虚拟现实技术的相互结合应用也对吞咽障碍患者有积极的改善作用。可以通过重复观看食团从口腔到胃部运行的 3D 模拟过程，模特舌、唇、下颌各个方向的运动，在正视面、侧视面、喝水咀嚼食物并进行吞咽的过程，以及各种色彩鲜艳的美食展示，或对模特进食时体现出来的舒适愉悦的表情进行学习模仿来激活镜像神经元系统，最后再自行回忆视频，想象吞咽动作的发生。该种疗法无须借助其他精密仪器，且效果良好，非常适合在条件不够好的机构当中推广应用。

（二）外周干预

外周干预的方法有很多，包括传统的吞咽功能训练、针刺疗法与物理因子刺激等。电刺激疗法应用最为多样、广泛，基本治疗原理为利用电流刺激兴奋咽喉部肌肉，避免肌肉发生失用性萎缩，同时重建吞咽反射弧与传导通路，让外周刺激可以上传至中枢间接兴奋大脑皮层。其中，作用在吞咽有关肌群表浅处的电刺激具有方便、无创、易操作的优点，现已成为康复科室常见的辅助治疗工具。国内外指南对神经肌肉电刺激疗法用于治疗吞咽障碍的推荐仍存在差异，推荐级别不高主要在于其长期治疗效果尚不确切，需要进一步考量。且研究多未说明神经肌肉电刺激的使用频率，且电流强度多不统一，有的是引起肌肉收缩的运动电刺激，有的则是仅刺激感觉通路的感觉电刺激。电极贴放置方法也有不同。体外膈肌起搏器本质上也是一种电刺激疗法，通过刺激膈神经引发膈肌有规律收缩，从而提高咳嗽清除异物的能力，减少肺部并发症的风险。咽腔电刺激是一种治疗吞咽障碍的新型方法，逐渐在我国展开应用并进行科学性实验，即将表面电极安装在导管内，再将导管伸入咽部进行电刺激，已有证据表明这能有效提高初级运动皮质中吞咽代表区的兴奋性。表面肌电除了可以作为评估工具，也可以通过其表面肌电生物反馈进行辅助治疗，当患者努力通过自主吞咽产生肌电信号并超过设定的阈值时，刺激器会提供一次有功能活动的肌肉收缩。患者能够在屏幕实时看到波幅变化，以通过视觉反馈更好地促进吞咽动作再学习。

随着外周电刺激在吞咽康复中的应用越来越广泛，磁刺激也开始从刺激脑区向刺激肌群转移。已有一些研究对比了重复性外周磁刺激与神经肌肉电刺激的疗效，结果发现前者治疗效果优于后者。外周磁刺激穿透力更强，能够刺激深层吞咽肌肉，同时还不会兴奋痛觉纤维。目前仅处于初步研究阶段，未来需要更大样本和可循证的数据支撑。

（三）闭环康复应用

单一的治疗方法作用强度有限，患者需要较长的康复时间，因此衍生出不同种治疗手段的联合干预，目的是相互配合，弥补单一方法的治疗盲区，达到更好的康复效果。近年来，不乏以联合疗法为主题的吞咽障碍实验研究，其中一大模式便是"中枢＋外周"，形成自上而下与自下而上的闭环通路，闭环干预已被证实比单一或常规治疗有更好的疗效（图8-2-1）。尽管目前闭环结合的方式多样化，却鲜有学者进行干预顺序、干预间隔期的相关研究，即是否存在"先中枢，后外周"与"先外周，后中枢"之间的干预效果差异，以及两种治疗之间应间隔多长时间才能够保持更好的叠加效应。当然，两种方法在具体治疗时的参数搭配更是一直以来未解决的问题，尚在不断的探究中。"中枢－外周－中枢"闭环理论虽一开始诞生于脑卒中后手功能康复应用中，但显然它适用于任何一种神经源性功能障碍的康复，我们希望未来在吞咽领域能够有更多学者从这一角度展开更多的思考，碰撞出新的火花（图8-2-2）。

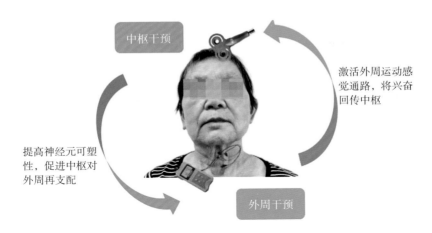

图 8-2-1 以"中枢磁刺激 + 外周电刺激"为例的吞咽康复闭环模型

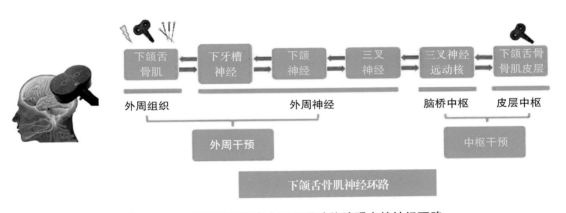

图 8-2-2 闭环康复在卒中后吞咽功能障碍中的神经环路

第三节 "中枢－外周－中枢"
闭环康复在言语功能障碍中的应用

一、闭环康复在言语功能障碍中的应用基础

语言学是一门重要而复杂的学科，语言的产生需要中枢与外周、结构与功能的完美配合，正常的语言功能不仅与言语本身有关，还涉及文化背景、阅读能力、书写能力、听觉

理解能力等。语言过程包含信息的产生、输出与接收，与之相关的生理结构包括中枢与外周神经系统、呼吸系统、发声与调音器官、听觉器官，以及包含手功能在内的上肢精细功能。

言语障碍可能出现于神经系统疾病等病理因素影响后，也可能出现在多器官或多系统的功能衰退后，常可引起语言理解（包括听理解和阅读理解等）、语言信号的形成、语言表达如发声能力和（或）书写能力的丧失或下降等诸多功能障碍表现。可导致语言应用群体词语应用能力出现障碍的代表性疾病多为脑卒中等神经系统疾病。由神经系统疾病所导致的言语功能障碍往往涉及多种语言模式，在较大程度上影响语言在脑中的加工和产生，致残率较高（图8-3-1）。

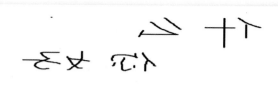

图 8-3-1　书写障碍

言语功能障碍常见类型有失语症、构音障碍、言语失用等。失语症是语言获得后，由于大脑功能受损引起的言语功能受损或丧失，常见于脑血管病、脑外伤、脑肿瘤、感染等，其中，脑卒中是导致这种获得性言语功能障碍最常见的病理因素。构音障碍包括器质性构音障碍、运动性构音障碍和功能性构音障碍。言语失用是一种运动性言语障碍，其核心症状为言语运动的计划和编程紊乱。现有的针对言语功能障碍的诊治方法主要依赖于行为学的相关评估与治疗，同时神经影像学、电生理学及基因学、生物化学等也在言语功能障碍的诊治过程中发挥着重要作用。目前，失语症的治疗绝大部分还是依赖于传统失语症的治疗手段，如 Schuell 刺激疗法，即主要通过视觉、听觉刺激诱发患者反应，并对其不正确的反应及时予以纠正。但随着脑科学的不断发展，"中枢－外周－中枢"闭环康复在言语功能障碍中的应用得到了快速发展（图8-3-2）。

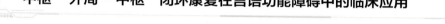

二、"中枢－外周－中枢"闭环康复在言语功能障碍中的临床应用

（一）中枢干预

（1）tDCS：目前有临床研究证明，tDCS 联合语言康复训练对患者的言语功能有改善意义。Spielmann 等进行了一项多中心双盲随机对照试验，干预2周后发现两组患者在

姓名：　　性别：　　年龄：　　科室：　　床号：　　住院号：　　　评定日期：

临床诊断：　　　　　　　　　　构音障碍类型：运动性□　器质性□　功能性□

功能正常 ↑ a b c d e 功能异常 ↓	反射			呼吸	唇					颌		软腭		喉				舌						言语			速度
	咳嗽	吞咽	流涎	静止状态	言语	静止状态	唇角外展	闭唇鼓腮	交替发音	言语	静止状态	言语	流质饮食	抬高	言语	发音时间	音调	音量	言语	静止状态	伸舌	上下运动	两侧运动	交替运动	言语	读字	读句子	会话	速度

程度分级：　正常□　　　轻度障碍□　　　中度障碍□　　　重度障碍□　　　极重度障碍□
　　　　　　27-28/28a　　18-26/28a　　　14-17/28a　　　7-13/28a　　　　0-6/28a

图 8-3-2　构音障碍的行为学评估

干预治疗期及随访 6 个月后，波士顿命名测试结果均有改善。tDCS 可引起脑神经膜电位的变化，促使脑部血液循环，重新分配病灶处的血液供应，提高脑血流供应量，进而改变失语症状。就 tDCS 目前在脑卒中后言语康复中的相关研究来看，尚没有出现严重的并发症，微弱的直流电不会伤害患者的生理组织，不会引起患者肌肉抽搐发生癫痫，治疗较安全，未出现严重不良反应。

（2）TMS：TMS 是一种应用磁信号刺激大脑神经的无创、无痛的绿色疗法，通过调节频率达到兴奋或抑制局部大脑皮质功能，分为低频经颅磁刺激和高频经颅磁刺激，高频经颅磁刺激能刺激神经异常兴奋，而低频经颅磁刺激能双向调节大脑兴奋与抑制。有研究提示 TMS 可以调节大脑的语言功能脑区可塑性，通过调节大脑皮层的兴奋性进一步促进言语功能的恢复。Martin PI 等利用 1 Hz 的 TMS 能减少皮层兴奋性，对 4 个左半球脑梗死所致非流利型失语患者的右侧布罗卡区进行刺激，结果发现患者的语言，尤其是图画命名得到明显的改善，因此，TMS 为失语的康复提供了一种崭新的辅助治疗方法。

（3）BCI：类似于运动想象的发音想象，如阅读文章、默读、回忆等。基于发音想象的脑-机接口系统通过提取患者在想象发音时的脑电信号进一步分析和处理，继而输出指令。基于发音想象的 BCI 系统是一个较新的研究领域，但是发音想象 BCI 系统有着众多的优势和巨大的潜在应用价值和研究意义，因此，基于发音想象的 BCI 系统是未来 BCI 系统的一个十分有潜力的新研究方向。

（二）外周干预

（1）呼吸训练：脑卒中患者常表现为呼吸方式异常、呼吸支持下降等。针对呼吸能力异常患者，应采取呼吸训练，包括：①腹式呼吸训练；②呼吸肌力量训练；③最长声时延长训练。

（2）发声训练：通过控制声门，在各种音调和响度范围内产生规律的振动，从而发出不同音质的声音。根据患者的言语障碍表现，选择合适的发声训练方法，包括音调训练、响度训练、音质训练，从而改善发声肌群的肌张力，逐渐恢复正常发声。

（3）构音、韵律训练：口部运动训练（oral motor exercises，OMEs）利用本体觉和触觉刺激，改善下颌、唇、舌和上腭等构音器官的感知觉，帮助患者减少异常的口部运动模式，建立正常的口部运动模式，包括感觉刺激、提高口部肌力、构音器官运动训练等（图8-3-3）。

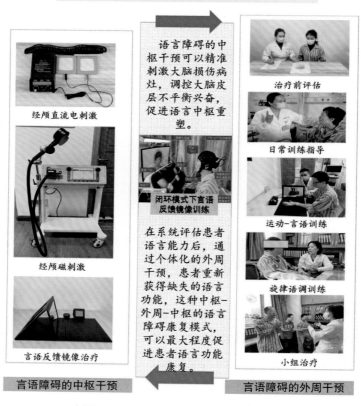

图 8-3-3　闭环模式下的语言康复

第四节　"中枢－外周－中枢" 闭环康复在认知功能障碍中的应用

认知功能一般包括：感觉、知觉、注意、记忆、思维、想象等一些基本的心理过程。认知障碍就是这些感觉、知觉、注意、记忆、思维、想象等基本生理过程发生了障碍。患者的认知功能损害涉及注意力、记忆力、定向能力、听理解、计算能力、语言、视空间功能、执行能力、分析及解决问题等能力，在病程某一阶段常伴有精神、行为和人格异常，从而影响患者的日常生活能力、工作能力和社会交往能力。

一、中枢认知治疗方法

"中枢－外周－中枢"闭环康复本质上是将各种中枢康复干预手段和外周康复干预手段结合在一起。在认知障碍的康复中，临床工作者亦可按照这样的理论对患者进行全面的训练和指导，同时在训练一定的周期后观察患者的中枢神经变化。中枢康复干预一直是认知障碍患者康复的核心。

（一）高压氧

高压氧治疗主要是指在高于大气压的状态下，为患者提供吸高浓度氧气的治疗形式，是临床治疗脑外伤的首选方式。高压氧治疗通过提高氧分压使患者的血氧含量上升，降低颅内压，减轻脑水肿，扩大氧气的弥散半径，缓解患者因脑组织压迫引发的缺血缺氧程度，从而恢复正常的脑部血液循环及恢复受损神经元。此外，高压氧治疗使患者的血液黏稠度降低，加快侧支微循环的血液流动速度，改善患者受损组织的缺氧情况，促进病灶部位微循环的建立及毛细血管的再生。随着对高压氧治疗的不断深入，高压氧可通过抑制自由基的生成，减少脑组织受损程度，从而逐渐恢复患者大脑的正常功能，包括大脑皮质层的认知功能。

（二）经颅磁刺激

TMS主要利用脉冲磁场作用于中枢神经系统，改变皮质神经细胞的膜电位，使之产生感应电流并影响脑内代谢和神经元活动，从而引起一系列生理、生化反应（图8-4-1）。目前，临床上rTMS技术主要用于治疗抑郁症（depression）、精神分裂症（schizophrenia）、血管性痴呆（vascular dementia，VD）、阿尔茨海默病（Alzheimer disease，AD）等精神与神经系统疾病。认知功能障碍是精神及神经类疾病的主要临床表现。有研究表明，

rTMS 能够显著改善患者或实验动物的认知功能。

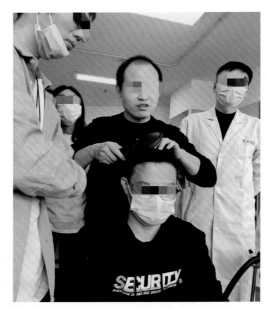

图 8-4-1 重复经颅磁刺激

rTMS 应用于健康人能够产生神经元易化及认知功能强化的现象。有研究发现，rTMS 治疗后能够显著降低健康青年的反应时间，此外，rTMS 还可以增加海马与前额叶皮层等脑区之间的联系，提高健康成年人的联想学习记忆。rTMS 对大脑有长时间的持续作用，于是有人认为 rTMS 产生的效果与学习和记忆的细胞学基础类似，即长时程增强（long-term potentiation，LTP）和长时程抑制（long-term depression，LTD），这提示 rTMS 可能与突触可塑性相关。

rTMS 对精神类疾病认知功能影响的研究多集中在抑郁症和自闭症中。国内外学者将 rTMS 应用于治疗抑郁症取得了较为明显的效果。有研究发现，rTMS 不仅对抑郁症具有治疗作用，还能改善患者的情感障碍和认知功能。低频 rTMS 刺激也能在一定程度上改善抑郁症的认知功能障碍，包括执行功能和记忆力，但是治疗抑郁症认知功能障碍的确切机制尚不完全清楚。也有研究发现，rTMS 干预能够抑制小胶质细胞等免疫因子的激活，从而改善抑郁症状。焦虑情绪是自闭症的常见症状，而青春期的自闭症患者表现出更严重的焦虑。除自闭症的核心症状外，约 70% 的自闭症患者存在一定程度的认知功能障碍。高频 rTMS 治疗自闭症易引起癫痫，因此低频 rTMS 是更合适、更安全的选择。

阿尔茨海默病是常见的痴呆症之一，随着病变范围的扩展，认知功能损害将持续加重且不可逆的发展。迄今为止，没有有效治疗 AD 的方法和手段。有研究报道，10 Hz 和

15 Hz 的 rTMS 能够活化大电导率钙激活钾通道，有效改善 AD 模型小鼠的空间学习和记忆。认知功能的损伤往往伴随神经元活动模式的改变，而神经元活动的异常有时也会造成细胞和分子层面的变化。AD 等认知功能相关的疾病往往都存在着类似的神经网络活动的改变，且这些改变通常出现在疾病早期，甚至会早于认知功能的异常。有研究发现，患有轻度痴呆的患者在进行文字识别任务时，多通道 EEG 的 theta 节律能量要明显低于对照组。此外，早期 AD 的发病机制可能与 theta 和 gamma 节律等海马区神经振荡有关。随着 EEG 等无创电生理技术的发展，有许多研究人员提出基于神经网络活动的振荡分析指标可以被用来预测 AD 的发生。

rTMS 除了能够改善中枢神经系统疾病导致的认知功能障碍外，对其他形式的损伤所导致的认知障碍也有明显作用。在太空环境下，宇航员的学习认知能力会受到影响。由于空间、经费、环境等因素的限制，因此，对处于真实太空环境中的人或动物进行相关机制研究是十分困难的，还需要后续的科技支持和不断深入探索。

二、外周认知治疗方法

认知康复一直是治疗认知障碍的传统非药理学方法，被定义为"基于对人的大脑行为缺陷的评估和理解，以治疗性认知活动为基础的、系统的、功能导向的服务"。提倡对认知障碍的患者实行早期康复，病程 1 年内的患者疗效高于病程长的患者，且治疗时要针对具体的认知领域损害进行康复。在临床上，针对脑卒中认知功能障碍的外周治疗方法主要包括运动干预、计算机辅助认知训练、音乐疗法、虚拟现实技术等。这些治疗针对认知活动的恢复、重建及获取策略来补偿受损的认知功能，并使用适应性技术或设备来提高独立性。

（一）运动疗法

近年来，应用体育活动和锻炼来改善脑卒中后的认知功能已成为人们关注的焦点。运动干预是由专业人员针对患者的具体情况实施的有计划、有目的锻炼活动，可以维持或增强患者身体功能，延缓认知障碍的发展。荟萃分析表明，体育活动对认知能力下降有保护作用，并可能改善没有认知障碍的老年人的认知功能。已经提出一系列机制来解释卒中后运动对认知的影响，包括脑血容量的增加、生长因子如脑源性神经营养因子的表达等，这可能对抑郁症状有积极的影响，有助于改善认知表现。此外，运动锻炼可能通过许多细胞和分子机制影响认知功能。动物模型表明，脑卒中后的有氧运动会增加脑源性神经营养因子、胰岛素样生长因子 -1 的产生，减少受影响区域的病灶体积，并保护病灶周围组织免受炎症和氧化损伤。脑卒中后认知障碍（post-stroke cognitive impairment，PSCI）的运动疗法主要包括有氧运动、抗阻力运动。运动训练内容包括：肌力及耐力训练、关节活动范围训练、平衡及步态训练、运动控制训练、太极拳等。研究显示，有氧运动可有效提升认知障碍患者的神经可塑性，改善病理损伤相关脑区的结构和功能，达到提升患者认知表现、延缓病程进展的目的。脑卒中患者将有氧运动和抗阻力运动两者相结合，可以产生最大的认知收益，即使在脑卒中后遗症期也有轻到中度的治疗效果。Swatridge K 等研究发现中等强度的有氧运动可在运动后 20~40 分钟改善认知控制和注意力的皮层过程。

（二）计算机辅助认知功能训练

随着互联网技术的快速发展，以及计算机辅助技术与认知康复领域的结合越来越密切，新兴的计算机辅助训练技术被广泛应用于卒中后认知康复领域。许多关于此类的研究发现，计算机辅助认知训练有助于 PSCI 的认知功能恢复，尤其在处理、记忆能力、数字和视觉跨度、视觉学习及听觉和视觉持续方面。此外，与创伤性脑损伤（traumatic brain injury，TBI）患者相比，局灶性脑卒中患者在计算机辅助认知康复后其认知功能恢复往往更好，这可能导致弥漫性脑损伤和损伤后炎症。研究发现与常规计算机辅助认知训练相比，基于 PASS 理论设计的计算机辅助认知训练可更有效地改善 PSCI 患者的认知功能，对视知觉、空间知觉、思维操作和视运动组织的改善更明显。但也有许多研究报道基于计算机辅助的认知训练对脑卒中认知功能并不存在有效性，与传统的认知康复干预没有显著差异。因此，这表明干预时间、计算机软件及疾病分期等因素将会影响计算机辅助认知训练对脑卒中患者认知功能的改善。

（三）音乐疗法

在过去的几十年中，音乐已成为认知神经康复的一种可行且适用的工具，部分原因在于它能够在双侧皮质和皮质下区域使用广泛的神经网络。脑卒中患者的研究结果表明，基于音乐的干预涉及一系列认知功能，可导致认知改善，以及结构和功能性神经的可塑性改变。最近在针对中度至重度创伤性脑损伤（traumatic brain injury，TBI）患者的随机对照试验中，我们发现为期 3 个月的神经音乐疗法（neurological music therapy，NMT）干预可增强执行功能并增加前额叶区域的结构性灰质神经可塑性，并将其作为大脑中的正常化或增强的功能连接，特别是在额叶和顶叶区域。研究发现，急性脑卒中后，连续两个月每天听自己选择的音乐（每天 95 分钟），与听有声书或不听音乐相比，能改善记忆、注意力和抑郁症状。Sihvonen 等对 25 例中度至重度的 TBI 患者进行研究，发现与对照组相比，音乐治疗组增加了右侧背侧通路（弓形束、上纵束）、胼胝体和右侧额斜束、丘脑辐射和皮质纹状体束的定量各向异性，这项研究表明，音乐疗法可以在 TBI 后大脑中诱导结构性白质神经可塑性，从而增强认知功能的执行功能。

（四）虚拟现实技术

基于虚拟现实（virtual reality，VR）的训练是指使用计算机硬件和软件生成的用户计算机界面，让用户与现实世界相关的虚拟环境进行交互，以促进面向任务的训练并提供多模式反馈以增强功能恢复。基于游戏的角色和虚拟现实技术的使用可以提高患者的积极性、治疗参与度和训练强度，从而提高脑卒中患者的依从性。其背后的基本神经科学是在动物研究中发现的初级运动皮层（M1）、背侧前运动皮层、SMA 和 M1 中的 MNs。来自神经影像学的证据表明，VR 可能是通过激活皮质和皮质下运动控制相关区域，特别是 M1、SMA 和小脑中的 MN 来刺激内部感觉运动系统的。最近，一些系统评价评估了 VR 对脑卒中患者认知障碍的有效性，包括 4 项研究，发现 VR 可以显著改善认知功能；另有 7 项随机对照试验评估了 VR 干预对认知结果的有效性，但与对照组相比，未发现显著差异。目前，与传统康复相比，基于 VR 的治疗与传统康复相结合在慢性脑卒中患者的整体认知、注意力、执行功能和抑郁情绪方面表现出更好的效果。基于 VR 训练的亚组分析表明，更大的干预剂量（超过 20 小时的干预）、更高的干预频率（每周超过 4 次）和每日强度（每天超过 60 分钟的干预）可能更有利于慢性脑卒中患者增强他们的整体功能、活动和参与度。

（五）作业疗法

作业疗法（occupational therapy，OT）主要是为了维持和提高脑卒中认知障碍患者的日常生活能力和生存质量，目前采取的方式包括功能性的任务活动、环境改造和辅助技术等，旨在让患者参与社会和回归家庭。采用以任务为导向的认知功能训练能够提高认知障碍患者的生活自理能力、自信心、情绪及认知功能，减少患者的负面情绪。研究发现，对脑卒中后认知障碍患者进行团体作业训练或一对一作业认知训练后，患者的认知功能和日常生活活动能力均有明显的改善和提高，且个体化作业治疗比单一训练模式更有利于提高脑卒中后认知障碍患者的认知功能。在为患者进行认知疗法时，要充分考虑训练环境的舒适度。安全、稳定、有一定刺激的环境可以减少因陌生环境带来的不安，提高患者主动参与认知活动的积极性。辅助技术主要借助日历、定位器、电子表、用药提醒等，对常见的辅助器具进行简单的设计和改造，以利于患者回忆并准确执行日常生活活动，从而改善其认知能力。目前，多项作业治疗技术已经被证实可以明显改善患者认知功能，对于提高患者的认知功能、改善精神状态、提高日常生活活动能力和社会参与度具有独特疗效，是康复临床实践中不可或缺的重要治疗方法。

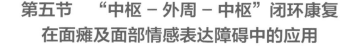

第五节　"中枢－外周－中枢"闭环康复在面瘫及面部情感表达障碍中的应用

一、理论背景

面瘫的早期康复治疗以外周干预为主，如针灸治疗、推拿、中药熏蒸、理疗等，随着患者社会性活动需求和期望的逐渐增加，单纯的"外周干预"，尤其对于承担了社会交往功能的手部而言，康复效果愈发局限，已不能满足患者的临床康复需求。同时，在脑科学这一学科蓬勃发展的大背景下，康复医学对解决复杂的面部功能障碍问题不断探索，直接对中枢系统进行干预的各种康复治疗方法也逐渐被临床工作者所重视。

"中枢－外周－中枢"闭环康复理论在脑科学研究的大背景下应运而生，作为康复医学理论基础建设中不可或缺的一部分，该理论将面部功能康复与脑功能康复结合，打破传统外周康复的方式，采用新技术刺激大脑，如镜像（多模态镜像）治疗、运动想象等技术。通过大脑刺激和外周康复治疗，达到综合改善的效果，促进脑功能重塑，使其他正常脑区代偿病变脑区发挥功能，从而大大提高康复效率。

二、临床应用

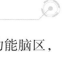

中枢干预的特点为定位精准，能够直接刺激面部功能所对应的损伤脑区或功能脑区，提高突触可塑性，从而提高功能恢复的效率。各类"非侵入性脑部刺激"的新技术在不对大脑造成物理损伤的前提下对中枢系统进行最直接的激活与调控，对达到患者的最大功能恢复发挥着可观作用。而外周干预与中枢干预的外来直接刺激相比，还遵循神经发育的一般规律，主要基于肢体损伤康复的自然病理过程、发展规律，通过纠正外周感觉输入与强化正确运动控制模式，反馈于中枢，使中枢系统进行自发的调整重塑和神经再支配。因此，中枢干预与外周干预的结合可以构成一个相辅相成、适应患者康复全周期发展、遵循患者面部功能恢复规律、体现患者个性化治疗的综合性治疗方案。"中枢－外周－中枢"闭环康复模式基于大脑的可塑性，通过中枢干预刺激并激活脑区，然后通过外周干预强化运动控制训练，正反馈于中枢，促进脑功能重塑和神经再支配，两者有机结合、相互补充，能够更好地提高面部功能障碍患者的康复效果。

对于面部功能障碍的康复而言，中枢干预在临床上的应用也逐渐增多，如经典的镜像疗法、经颅磁刺激。目前经过较多科学研究论证的是镜像疗法，其他中枢干预也正在临床上被重视和讨论，相关研究也逐渐增多。镜像疗法发挥疗效的神经生理机制目前还不十分明确，多数学者认为大脑中镜像神经元系统（mirror neuron system，MNS）是镜像疗法发挥疗效的一项重要作用机制。MNS 连接着视觉处理的感觉神经元和传递动作信号的运动神经元，在运动观察和执行任务时会被激活。镜像疗法中所涉及的运动观察、运动想象、动作模仿能激活 MNS。此外，镜像疗法能阻止或降低瘫痪肢体的"习得性废用"的发生，同时由于视觉反馈可以影响中枢感觉、运动区的皮质电活动，中枢又具有部分可塑性，因此可通过功能重组来补偿运动缺陷。镜像疗法是临床应用该理论的重要治疗方式之一。而相对于外周干预而言，我们的可选治疗更多样，如针灸、推拿、理疗、面部手法、哑剧疗法、中药贴敷等，目前已较为完善。

三、小结

中枢干预与外周干预共同结合的方法对于面部功能障碍患者而言，是一个崭新的治疗思路。目前越来越多的设备开始在"中枢 - 外周 - 中枢"闭环理论的启发下，设计集中枢干预与外周干预于一体的康复新设备，这也使得临床工作的效率、便捷性得到了极大提升。此外，大多数面部功能障碍患者会并发抑郁、焦虑等情绪问题，中枢干预也能够在一定程度上帮助患者建立自我认识，减少情绪问题。

简而言之，"中枢 - 外周 - 中枢"干预理论将外周干预与中枢干预的优势相结合，中枢干预可在面部功能障碍患者尚不适合进行外周运动康复时进行超早期介入，提高功能恢复的效率；而作为在临床上应用已久的传统技术，外周干预可根据患者病情的严重程度和康复阶段给予更多个性化的适应技术。外周干预与中枢干预相互配合，整体上可缩短康复住院时长，从而降低患者的经济负担而不影响康复效果。

参考文献

[1] 努尔加依·沙黑窝拉，贾杰，张定国.经颅直流电刺激结合功能性电刺激对脑卒中平台期患者上肢运动功能康复影响的研究 [J].中国康复医学杂志，2017，32（9）：1000-1005.

[2] 马贤聪，鲍晓，杨泉，等.抗阻运动联合经颅直流电刺激对脑卒中偏瘫患者肢体运动功能的影响 [J].临床与病理杂志，2018，38（4）：805-811.

[3] 蒋燕，谢瑛，桂沛君，等.经颅直流电刺激技术联合 Bobath 康复疗法对老年缺血性 / 出血性脑卒中患者的影响 [J].实用心脑肺血管病杂志，2019，27（2）：112-116.

[4] 唐莺莹，吴毅，王继军.重复经颅磁刺激的临床应用与操作规范上海专家共识 [J].上海医学，2022，45（2）：65-70.

[5] 许毅，李达，谭立文，等.重复经颅磁刺激治疗专家共识 [J].转化医学杂志，2018，7（1）：4-9.

[6] 黄格朗，唐夏林，黄燕.1Hz 低频重复经颅磁刺激对脑卒中后偏瘫上肢痉挛及运动功能作用的

meta 分析 [J]. 中国康复医学杂志，2018，33（6）：701–705，709.

[7] 丁力，贾杰."镜像疗法"作为一种康复治疗技术的新进展 [J]. 中国康复医学杂志，2015，30（5）：509–512.

[8] 彭娟，胥方元. 镜像疗法对脑卒中后肢体功能康复的研究进展 [J]. 中国康复医学杂志，2017，32（3）：359–363.

[9] 柯明慧，金星，孟兆祥，等. 镜像疗法结合肌电生物反馈对脑卒中恢复期患者上肢功能的影响 [J]. 中国康复，2020，35（4）：183–186.

[10] 姚婕，王从安，吕慧. 镜像疗法联合任务导向训练对脑出血术后患者偏瘫肢体功能及日常生活能力的改善效果 [J]. 卒中与神经疾病，2018，25（6）：701–703.

[11] 张焕玲，崔静静，陈中庆，等. 镜像疗法结合强制性运动训练对脑卒中偏瘫患者上肢功能恢复的影响 [J]. 护理实践与研究，2019，16（13）：30–32.

[12] 窦祖林. 中国吞咽障碍的临床与研究正在与国际接轨 [J]. 中华物理医学与康复杂志，2021，43（12）：1057–1059.

[13] SCARAPICCHIA V，BROWN C，MAYO C，et al. Functional magnetic resonance imaging and functional near-infrared spectroscopy：insights from combined recording studies[J]. Circ Cardiovasc Imaging，2017，11（10）：419.

[14] NOAH J A，ONO Y，NOMOTO Y，et al. fMRI validation of fNIRS measurements during a naturalistic task[J]. J Vis Exp，2015（100）：e52116.

[15] 金海鹏，李相良，王永，等. 基于 DTI 技术探讨廉泉、天容可视化齐刺治疗环咽肌功能障碍所致吞咽困难的中枢效应机制 [J]. 新中医，2021，53（11）：136–140.

[16] 林志诚，游咏梅，王君，等. 脑卒中后吞咽障碍患者下丘脑功能连接和全脑各向异性的磁共振成像研究 [J]. 中国康复理论与实践，2021，27（5）：504–509.

[17] 郜佳慧，吴军发，王婷玮，等. 不同模式经颅磁刺激在脑卒中后吞咽障碍的康复研究进展 [J]. 康复学报，2021，31（3）：252–257，264.

[18] 何思锦，陈奇刚，罗凯旋，等. 基于"中枢 – 外周 – 中枢"闭环理论治疗听神经瘤术后吞咽障碍 1 例 [J]. 四川医学，2021，42（7）：754–756.

[19] GERSTENECKER A，LAZAR R M. Language recovery following stroke[J]. Clin Neuropsychol，2019，33（5）：928–947.

[20] TUCKER B V，FORD C，HEDGES S. Speech aging：production and perception[J]. Wiley Interdiscip Rev Cogn Sci，2021，12（5）：e1557.

[21] CRAMER S C. Recovery After Stroke[J]. Continuum（Minneap Minn），2020，26（2）：415–434.

[22] 《中国脑卒中防治报告》编写组.《中国脑卒中防治报告 2020》概要 [J]. 中国脑血管病杂志，2022，19（2）：136–144.

[23] STEFANIAK J D，HALAI A D，LAMBON R M. The neural and neurocomputational bases of recovery from post-stroke aphasia[J]. Nat Rev Neurol，2020，16（1）：43–55.

[24] CICHON N，WLODARCZYK L，SALUK-BIJAK J，et al. Novel advances to post-stroke aphasia pharmacology and rehabilitation[J]. J Clin Med，2021，10（17）：3778.

[25] FONG M，VAN PATTEN R，FUCETOLA R P. The factor structure of the boston diagnostic aphasia examination，third edition[J]. J Int Neuropsychol Soc，2019，25（7）：772–776.

[26] GHIO A，GIUSTI L，BLANC E，et al. French adaptation of the "Frenchay Dysarthria Assessment 2" speech intelligibility test[J]. Eur Ann Otorhinolaryngol Head Neck Dis，2020，137（2）：111–116.

[27] FRIDRIKSSON J，RORDEN C，ELM J，et al. Transcranial direct current stimulation vs sham stimulation to treat aphasia after stroke：a randomized clinical trial[J]. JAMA Neurol，2018，75（12）：1470–1476.

[28] MARTIN P I，NAESER M A，THEORET H，et al. Transcranial magnetic stimulation as a complementary treatment for aphasia[J]. Semin Speech Lang，2004，25（2）：181–191.

[29] 陈霏，潘昌杰. 基于发音想象的脑机接口的研究综述 [J]. 信号处理，2020，36（6）：816–830.

[30] VOGEL A P，STOLL L H，OETTINGER A，et al. Speech treatment improves dysarthria in multisystemic ataxia：a rater-blinded，controlled pilot-study in ARSACS[J]. J Neurol，2019，266（5）：1260–1266.

[31] RUMBACH A F，ROSE T A，CHEAH M. Exploring australian speech-language pathologists'use and perceptions ofnon-speech oral motor exercises[J]. Disabil Rehabil，2019，41（12）：1463–1474.

[32] SLIIDEN T，BECK S，MACDONALD I. An evaluation of the breathing strategies and maximum phonation time in musical theater performers during controlled performance tasks[J]. J Voice，2017，31（2）：253.e1–253.e11.

[33] DUFFY J R. Functional speech disorders：clinical manifestations，diagnosis，and management[J]. Handb Clin Neurol，2016，139：379–388.

[34] 杨强玲，俞文骏，张紫馨，等. 脑卒中后认知障碍的现代康复治疗进展 [J]. 按摩与康复医学，2022，13（9）：72–76.

[35] SWATRIDGE K，REGAN K，STAINES R，et al. The acute effects of aerobic exercise on cognitive control among people with chronic stroke[J]. J Stroke Cerebrovasc Dis，2017，26（12）：2742–2748.

[36] OBERLIN L E，WAIWOOD A M，CUMMING T B，et al. Effects of physical activity on poststroke cognitive function：a meta-analysis of randomized controlled trials[J]. Stroke，2017，48（11）：3093–3100.

[37] MINGMING Y，BOLUN Z，ZHIJIAN L，et al. Effectiveness of computer-based training on post-stroke cognitive rehabilitation：a systematic review and meta-analysis[J]. Neuropsychol Rehabil，2022，32（3）：481–497.

[38] JUNG H，JEONG J G，CHEONG Y S，et al. The Effectiveness of computer-assisted cognitive rehabilitation and the degree of recovery in patients with traumatic brain injury and stroke[J]. J Clin Med，2021，10（24）：5728.

[39] SIGMUNDSDOTTIR L，LONGLEY W A，TATE R L. Computerised cognitive training in acquired brain injury：a systematic review of outcomes using the international classification of functioning（ICF）[J]. Neuropsychol Rehabil，2016，26（5–6）：673–741.

[40] SIHVONEN A J，SÄRKÄMÖ T，LEO V，et al. Music-based interventions in neurological rehabilitation[J]. Lancet Neurol，2017，16（8）：648–660.

[41] SIHVONEN A J，LEO V，RIPOLLÉS P，et al. Vocal music enhances memory and language recovery after stroke：pooled results from two RCTs[J]. Ann Clin Transl Neurol，2020，7（11）：2272–2287.

[42] SIHVONEN A J，RIPOLLÉS P，LEO V，et al. Vocal music listening enhances post-stroke language network reorganization[J]. eNeuro，2021，8（4）：ENEURO.0158–21.2021.

[43] 许明军，穆敬平，邱良玉，等 . 脑卒中后认知障碍的国内外研究进展 [J]. 按摩与康复医学，2021，12（24）：73–78.

[44] SIPONKOSKI S T，MARTÍNEZ-MOLINA N，KUUSELA L，et al. Music therapy enhances executive functions and prefrontal structural neuroplasticity after traumatic brain injury：evidence from a randomized controlled trial[J]. J Neurotrauma，2020，37（4）：618–634.

[45] SIHVONEN A J，SIPONKOSKI S T，MARTÍNEZ-MOLINA N，et al. Neurological Music therapy rebuilds structural connectome after traumatic brain injury：secondary analysis from a randomized controlled trial[J]. J Clin Med，2022，11（8）：2184.

[46] GAO Y，MA L，LIN C，et al. Effects of virtual reality-based intervention on cognition，motor function，mood，and activities of daily living in patients with chronic stroke：a systematic review and meta-analysis of randomized controlled trials[J]. Front Aging Neurosci，2021，13：766525.

[47] HAO J，XIE H，HARP K，et al. Effects of virtual reality intervention on neural plasticity in stroke rehabilitation：a systematic review[J]. Arch Phys Med Rehabil，2022，103（3）：523–541.

[48] AMINOV A，ROGERS J M，MIDDLETON S，Et al. What do randomized controlled trials say about virtual rehabilitation in stroke? A systematic literature review and meta-analysis of upper-limb and cognitive outcomes[J]. J Neuroeng Rehabil，2018，15（1）：29.

[49] ZHANG B，LI D，LIU Y，et al. Virtual reality for limb motor function，balance，gait，cognition and daily function of stroke patients：a systematic review and meta-analysis[J]. J Adv Nurs，2021，77（8）：3255–3273.

第九章
"中枢－外周－中枢"
闭环康复的其他应用

第一节 "中枢－外周－中枢"
闭环康复在颈 7 神经根移位术后的应用

颈 7 神经根是指第 7 对颈神经与脊髓的连接部，其发出的神经纤维主要组成桡神经，支配肱三头肌内侧头、桡侧腕短伸肌、指伸肌，部分神经纤维参与肌皮神经、尺神经、正中神经、胸长神经及胸背神经的组成。

20 世纪六七十年代，顾玉东教授等从 1000 余例臂丛神经损伤的病例中发现，第 7 颈神经根只有在相邻 4 根颈神经同时损伤时，才会出现相应的临床症状，并因此推断出，单独切断颈 7 神经根不会影响肢体功能。1986 年，世界首例健侧颈 7 神经根移位术在复旦大学附属华山医院诞生，至今已成为国际公认的治疗全臂丛根性撕脱伤的主要术式，用以恢复损伤侧上肢运动功能。而同侧颈 7 神经根移位术主要用于修复单纯臂丛神经上干撕脱伤。

有关研究表明，颈 7 神经根移位术结合术后康复对于上肢运动功能改善有更加明显的疗效，而"中枢－外周－中枢"闭环康复理论有助于指导术后康复治疗。

杨红艳等开展了"全臂丛神经根性撕脱伤术后不同护理方式对功能的影响"的研究，纳入了 28 例健侧 C_7 神经根移位术加多组神经移位术治疗全臂丛根性撕脱伤的患者，对其分别进行了动态护理康复训练和静态护理。其中，动态护理康复训练主要包括良肢位摆放、被动运动训练、主动运动训练、作业治疗等；静态护理是盲目、简单的训练，缺乏具体的训练计划。通过对比两者的远期治疗效果，发现系统的康复训练在以下方面优于静态护理：控制肿胀、防止肌肉萎缩、预防关节挛缩、肌力恢复及上肢运动的协调性和灵活性。

随着颈 7 神经根移位术在相关应用领域的不断探索，2017 年徐文东教授开创了椎体前路健侧颈 7 神经根移位术，并将其用于治疗中枢损伤后上肢偏瘫，发现 12 个月后患者手功能恢复效果远超非手术患者，为脑卒中后偏瘫康复开辟了新途径。

刘小丽等开展了"脑卒中患者行左右第七颈神经移位手术后对偏瘫侧上肢功能恢复的影响"的研究，探讨了脑卒中患者行左右第 7 颈神经（C_7）移位手术后偏瘫侧上肢功能的康复效果。研究选取了 10 例一侧上肢瘫痪、正规康复治疗 1 年以上的脑卒中患者，分别进行健侧 C_7 神经移位术及术后康复治疗，后者包括镜像疗法等中枢干预，以及电刺激、运动训练、作业治疗、基于游戏的运动反馈训练等外周干预。分别于术前、术后 6 个月、术后 12 个月、术后 18 个月、术后 24 个月采用 Fugl-Meyer 量表对患者上肢功能改善情况进行评定。结果显示：术后 6 个月的 Fugl-Meyer 评分与术前相比，差异无统计学意义；术后 12 个月、18 个月及 24 个月的评分与术前相比，差异有统计学意义；术后 24 个月的

Fugl-Meyer评分比术后12个月高，且差异有统计学意义，从结果中不难发现，随着时间延长Fugl-Meyer评分逐渐增加，说明经过健侧C_7神经移位术及术后长期康复治疗，患者的上肢功能持续改善。健侧大脑通过C_7的桥接建立对患侧上肢的支配，健侧神经纤维再生到患肢，甚至更远端的患手。随着时间推移，神经再生完成后，外周信号重新出现，能够使健侧（同侧）大脑半球发生脑重塑。中枢及外周联合康复干预，使脑卒中后遗症期已经停滞的皮层代偿性脑重塑再度激活，相应脑区功能进一步重塑，形成一个良性循环：中枢干预直接刺激相关脑区，促进功能脑区激活，提高突触可塑性；外周干预通过强化运动控制模式，反馈于中枢，促进脑功能重塑和神经再支配，形成闭环康复，从而使患者上肢功能进一步改善。

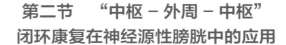

第二节 "中枢－外周－中枢"闭环康复在神经源性膀胱中的应用

　　神经源性膀胱（neurogenic bladder，NB）是指由于疾病与医源性因素累及排尿中枢或外周神经传导通路，导致神经控制机制紊乱而出现的下尿路功能障碍，根据病变部位与病变程度的不同，神经源性膀胱有尿频、尿急、排尿困难、尿痛等不同的临床表现，常伴有膀胱充盈和尿意，同时可引起上尿路损害、尿路感染、肾衰竭等多种并发症。神经源性膀胱的主要病因见表9-2-1。

表 9-2-1　神经源性膀胱的病因

病因	相关因素
中枢神经系统因素	脑血管意外、脊髓病变、椎间盘疾病、椎管狭窄
外周神经系统因素	主要为糖尿病
感染性因素	获得性免疫缺陷综合征、急性感染性多发性神经根炎
医源性因素	脊柱手术、根治性盆腔手术

　　正常情况下，即膀胱内液体达$400 \sim 500$ mL、膀胱内压达15 cmH$_2$O时，膀胱壁的压力达到阈值，牵拉感受器兴奋，产生冲动沿盆腔内脏神经传至排尿反射的低级中枢（骶髓的$S_2 \sim S_4$节段）。同时，神经冲动也会传导至位于旁中央小叶、脑干的高级中枢，大脑处

理信息后，下传到骶髓。大脑向骶髓发出的冲动可以刺激膀胱的副交感神经，抑制交感神经和躯体运动神经，促进排尿；大脑下传的另一种冲动能刺激膀胱的交感神经和躯体运动神经，抑制副交感神经，使排尿受人意识的控制。

膀胱逼尿肌、尿道内外括约肌协同完成排尿过程。当疾病、医源性因素累及排尿反射中枢或外周神经传导通路时，患者神经环路受损，排尿反射异常，膀胱逼尿肌无力，尿道外括约肌失常，膀胱反射亢进，患者自主控制排尿能力减弱，造成排尿障碍。膀胱内压升高、排尿期与储尿期功能障碍、输尿管反流等症状易引起尿路感染，影响患者的身心健康与生活自理能力，造成自尊下降、自我效能降低。

"中枢－外周－中枢"理论应用于神经源性膀胱的主要目的是帮助患者恢复膀胱功能，提高患者自主控尿能力与排空膀胱的能力，从而减少尿路感染，提高患者长期生活质量。

外周干预方法主要有盆底电刺激、盆底磁刺激、生物反馈技术、盆底触发电刺激、间歇导尿技术等。电刺激分为侵入式与非侵入式，主要包括经尿道膀胱内电刺激、盆神经电刺激、阴部神经电刺激（埋藏式、经肛门或阴道）、骶神经电刺激（内置式、体表性）、生殖器背神经电刺激、胫后神经电刺激等，通过对外周神经的刺激，促进大脑发出神经冲动，使盆底收缩。盆底磁刺激利用高压、高能电流诱导高场强的磁场，随着磁线圈与电流的输出，神经轴突产生去极化，在人体产生感应电流，传导至运动终板引起盆底肌肉收缩，并通过反复活化终端的运动神经纤维和运动终板来强化盆底肌的强度和耐力。盆底磁刺激操作简单，患者仅需要坐在治疗椅上即可接受治疗，不需要去除衣物，且盆底磁能提供深部、无创伤、无痛的刺激，患者依从性较高。生物反馈技术包括表面肌电生物反馈技术、压力生物反馈技术、实时超声显像生物反馈技术等，分别通过阴道肌电系统、阴道压力感受系统、可视的超声图像监测盆底肌电并反馈给患者，患者可根据反馈信息学会自主控制盆底肌的收缩与放松。盆底触发电刺激联合运用电刺激技术与生物反馈技术，是一种刺激—奖励的电刺激机制，该技术需要患者首先主动进行一次盆底肌收缩，仪器采集到患者的最高肌电信号设定为阈值，在患者主动收缩盆底肌并达到阈值时，提供被动的电刺激。触发电刺激能增加患者康复积极性，在刺激神经肌肉的同时向中枢提供了大量本体刺激，刺激传入神经，不断重复的运动模式传入中枢神经系统，刺激大脑加强对盆底肌肉的控制，最大化恢复盆底功能。间歇导尿技术通过间歇插入导尿管排空膀胱，使膀胱与在正常状态时一样能够有规律地充盈与排空，以重新训练反射性膀胱，达到膀胱低压、高容量、可控的要求。

中枢干预方法主要有运动想象、电针等。运动想象疗法是一种在暗示语的指导下，患者在头脑中反复想象排尿场景，从而促进排尿的方法。要求患者仰卧、放松，环境安静，通过播放流水声诱导排尿，并在治疗师的语言引导下，想象自己处于宽敞清洁或熟悉的卫生间内，听着潺潺流水声，在感觉到尿意强烈时深吸一口气，收缩腹部肌肉并排尿。运动想象疗法一方面可强化患者脑－膀胱感觉信息的输入，活化休眠的神经突触和潜伏通路，提高中枢神经对盆底肌肉、泌尿系统的调节能力，促进排尿反射弧的恢复；另一方面可增强神经对膀胱逼尿肌的调控能力，强化正确的排尿模式，恢复膀胱自主调节功能，降低膀胱残余尿量与人为导尿频率，减少相关尿路感染的发生。电针根据刺激部位的不同，可以分为中枢刺激与外周刺激。以卒中后神经源性膀胱为例，四神聪、百会等穴位位于头顶，可以通过电流不间断地刺激额叶内侧面逼尿肌运动中枢和旁中央小叶，激活脑区，促进中枢神经系统对膀胱逼尿肌、尿道外括约肌和盆底肌等相关肌肉的控制；还可以通过对肾俞穴、膀胱俞穴和次髎穴等，与排尿相关肌肉等外周神经、肌肉的刺激来提高肌力，改善肌张力，强化训练效果。也有学者运用重复经颅刺激刺激尿反射弧形成，促进神经源性膀胱的康复（图9-2-1）。

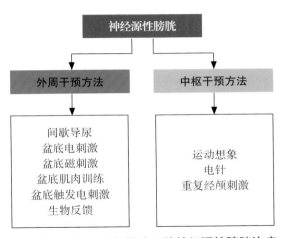
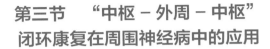

图9-2-1 闭环康复模式下的神经源性膀胱治疗

第三节 "中枢－外周－中枢"闭环康复在周围神经病中的应用

周围神经病是由各种病因引起的周围神经系统结构或者功能损害的总称。常见的脑神经疾病有三叉神经痛、特发性面神经麻痹、面肌痉挛、多发性脑神经损害；常见的脊神经疾病有单神经病及神经痛、多发性神经病及吉兰－巴雷综合征等。该类疾病通常有许多特有的症状和体征，感觉障碍主要表现为感觉缺失、感觉异常等；运动障碍包括肌束震颤等运动神经刺激（异常兴奋）症状和肌力减退等运动神经麻痹症状；同时常伴有腱反射减弱或消失。

周围神经病的治疗首选对因治疗，其次给予对症支持处理，如口服止痛药物及 B 族维生素等。将"中枢－外周－中枢"理论运用于周围神经病的主要目的是恢复期促进功能恢复、预防失用性肌萎缩和关节挛缩变形。

"中枢－外周－中枢"闭环康复理论认为中枢干预与传统的康复治疗不同，它是针对主管外周功能的特定脑区进行刺激，希望通过以此来实现恢复受损的外周功能的目的。外周干预措施通过感觉运动系统向中枢神经不断输入刺激，或者通过强化训练正确的运动模式以促进中枢神经系统重塑。中枢与外周相辅相成，可通过促进中枢重塑和外周控制，进而促进功能恢复。

吉兰－巴雷综合征的中枢干预主要是呼吸训练，包括腹式呼吸训练、缩唇式呼吸训练及咳嗽训练。腹式呼吸训练首先将患者调整到合适体位，手放在腹部或胸部，嘱患者闭嘴用鼻子吸气、口呼气，保持呼吸的深入和缓慢，进行腹式呼吸；缩唇式呼吸训练嘱患者用鼻子吸气，然后口唇缩拢成口哨状缓慢呼出气体；咳嗽训练嘱患者坐位或半坐位，深吸一口气屏息 1 s 后再用爆发力将痰液排出。通过引导患者有意识地呼吸训练来刺激呼吸中枢，增强神经对呼吸肌的控制，改善呼吸肌麻痹，进而改善呼吸机麻痹造成的呼吸困难和吞咽障碍。外周干预主要有电刺激、针灸治疗、运动疗法。电刺激包括上下肢近端及远端中频脉冲电刺激，通过对外周肌肉、神经的刺激触发相关脑区的神经活动，促进肌肉收缩，改善肢体迟缓性肌无力。针灸基本取穴：双曲池、外关、足三里、三阴交及百汇；辨证取穴：双脾俞、胃俞、气海；辨证取穴：双攒竹、阳白、丝竹空、肩髃、阳陵泉、风市、丰隆、印堂。针灸治疗通过对外周感觉输入及相关穴位、肌肉、神经给予刺激，有效改善患者感觉功能和运动功能，为肢体功能训练奠定基础。运动疗法主要包括关节活动度训练、被动及主动运动训练、平衡训练等，训练原则由简单到复杂，由治疗师辅助运动到完全独立完成训练，最后自行完成翻身、坐起、上下床、行走等基础生活动作。

糖尿病周围神经病早期主要表现为疼痛、感觉过敏、温凉觉缺失等，随后会出现一些轻触觉、针刺痛觉的减退，最后导致严重的残疾和生存质量下降。中枢干预应用较少，其外周干预方法主要有运动疗法和物理因子治疗。运动疗法包括下肢力量性训练、平衡训练、步行训练，以有氧运动为主，注意禁止患者过量运动。运动有助于改善四肢，尤其是下肢血供，促进肢体感觉恢复及溃疡愈合。物理因子治疗有电刺激疗法、红外线照射和低强度激光治疗，电刺激疗法包括脊髓电刺激治疗、经皮神经电刺激治疗和调频电磁神经刺激等，通过对外周神经的刺激，缓解患者疼痛。

特发性面神经麻痹的中枢干预主要是 rTMS，采用高频（5 Hz）rTMS 诱导控制面部运动的大脑皮质代表功能区兴奋，促进神经网络的功能重塑，有助于其运动功能的重建，加速面神经功能的恢复。外周干预主要有生物肌电反馈治疗、红外线照射、电针治疗、运动疗法。生物肌电反馈治疗中，刺激强度视患者接受能力而定，一般以患者可忍受范围内能观察到患侧面肌最大抽动为宜。该技术通过适当强度频率的电流连续、轻柔地刺激神经，一方面兴奋神经元细胞，促进轴浆运输，进而促进神经再生；另一方面直接刺激神经走行周围的肌肉，引起肌肉节律性的收缩和舒张，进而松解肌纤维之间的粘连，缓解面肌的痉挛和挛缩。红外线照射治疗应与病变区域保持适当距离，使皮肤表面温度保持在 40 ℃左右，以患者自感舒适为宜。利用红外线产生的热效应可以改善病变区域的局部血液循环，促进渗出物的吸收，消除肿胀，有利于慢性炎症的吸收、消散。电针通过外界电刺激，使局部组织及穴位兴奋，加快微循环，有助于消除炎症及恢复面神经功能。运动疗法包括抬眉、闭眼、鼓腮的被动和主动运动，能促进缺血周边区 GAP-43 和 SYP 表达而进一步促进缺血损伤后轴突芽生和新突触形成，有利于神经功能恢复。

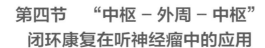

第四节 "中枢－外周－中枢"
闭环康复在听神经瘤中的应用

听神经瘤是起源于内听道内前庭神经鞘膜施万细胞的良性肿瘤，主要位于桥小脑角区，邻近脑干，易累及面神经及后组颅神经，听神经瘤术后引起后组颅神经损伤的发生率为 0 ~ 15%，临床症状可表现为吞咽功能障碍、感觉功能障碍引起的饮水呛咳。术中可见肿瘤压迫后组颅神经，术后出现的吞咽困难症状推测可能是由于肿瘤与脑干紧密贴合，切除肿瘤过程中对脑干造成了刺激而发生延髓麻痹，导致后组颅神经核团功能受损。

"中枢－外周－中枢"闭环康复理论目前多用于脑血管意外后手功能障碍的康复治疗，运用于听神经瘤术后吞咽障碍康复的报道较少见。目前何思锦基于"中枢－外周－中枢"闭环理论治疗 1 例听神经瘤术后吞咽障碍，具有较好的疗效，运用头针联合 Vocastim 吞咽言语诊疗仪治疗吞咽障碍可将"中枢干预""外周干预"两大治疗手段充分结合，通过中枢干预促进吞咽功能脑区激活，提高神经可塑性，通过外周干预实现吞咽感觉与运动对中枢的正性反馈和输入。这种基于"中枢－外周－中枢"的闭环式信息反馈治疗模式，可以使"外周干预""中枢干预"的吞咽刺激相互补充，实现吞咽反射弧的恢复与重建。

该理论认为中枢干预是通过对损伤脑区或功能脑区进行"直接"刺激，激活相关脑区，提高突触可塑性，中枢干预主要包括以下手段，如经颅直流电刺激、镜像治疗、经颅磁刺激等"非侵入性脑部刺激"技术。而"外周干预"是作用于功能障碍部位的康复手段，如指定和实施常规康复计划、经皮神经电刺激、生物反馈技术、电刺激技术等。外周刺激可以反馈于中枢，促进脑功能重塑。通过中枢干预与外周干预的共同作用，使功能的治疗起到叠加效应。

一、中枢干预途径

目前将听神经瘤应用于"中枢－外周－中枢"闭环康复中的研究较少，尤其是中枢部分，因此主要介绍"中枢－外周－中枢"闭环康复中的中枢常用措施。

（1）TMS：根据电磁感应原理，使颅内大脑皮质在线圈产生的磁场下，产生反向感应电流，进而刺激局部神经细胞去极化，引起皮层脑区的兴奋或抑制。实际应用中并不局限于刺激大脑，同样可以刺激外周神经。临床上可根据不同目的，调整磁场刺激的频率、强度和持续时间来进行治疗。国际上统一规定，刺激频率＞1 Hz为高频，具有兴奋神经的作用；≤1 Hz为低频，具有抑制作用。目前国内高频多用5 Hz以上。

（2）tDCS：指使用一对电极将恒定低强度的直流电（1～2 mA）作用于特定脑区，调节大脑皮层神经活动的神经刺激技术。tDCS与TMS治疗在神经调节中机制不同，tDCS调节的是已处于放电状态的神经元的膜电位。阳极刺激可使神经元静息电位阈值降低、神经元放电增加；反之，阴极刺激则使静息电位阈值升高、神经元放电减少。

（3）MIT：是一种认知方法，可使患者大脑中想象特定动作、场景，帮助大脑功能重组，以此提高与恢复手和上肢本身已习得的运动功能。运动想象可以分为视觉和动觉想象两个部分。前者要求患者想象如何去完成动作，而后者要求患者感觉自己动作的完成过程。

（4）BCI：指不依赖于自身大脑神经肌肉输出通路将脑直接与外部设备建立连接的通路系统。其中，BCI最重要的一项应用就是针对脑卒中患者手部的主动运动技术。BCI读取患者的意念，通过模拟中枢神经通路，从而驱动神经肌肉电刺激，帮助患者做出对应的动作。

（5）针灸：中医针灸疗法可作为中枢干预或外周干预灵活应用。针灸当中的头针疗法既能刺激头部穴位经络，又能刺激大脑皮层功能定位区。

（6）虚拟现实技术：虚拟现实技术中的视运动训练对动作处理系统的刺激可以激活参与动作执行的下游皮质区域。虚拟现实技术提供的视觉反馈可以使患者观察到肉眼无法触及的变化。

（7）音乐疗法：对患者开展音乐疗法，能够使其按照医护人员的示范，积极完成相应的日常活动；选择符合患者喜好的音乐，能够使其保持相对良好的精神和状态，从而改善大脑边缘系统和相关脑区功能活动，利于修复受损的神经系统。

二、外周干预途径

（1）咽部训练：用棉签蘸取少量水，轻轻擦拭患者的软腭、舌后根和咽后等相关部位，并帮助患者进行空吞咽动作，以有效缓解患者的吞咽功能障碍。

（2）舌肌训练：治疗师指导患者进行舌前伸、后缩、上抬及左右方向的摆动训练。另外，以无菌纱布包裹好患者的舌头，帮助患者被动进行舌向前牵拉，以及舌向左右的摆动，以有效提高患者舌的灵活性。

（3）颊肌和咀嚼肌训练：引导患者反复张口、闭口、鼓腮、牙齿咬合、咀嚼等一系列动作，对于促进患者的颊肌和咀嚼肌功能恢复具有显著性影响。

（4）发音训练：坚持由简到难，反复进行练习，从单音词练习逐步过渡为句子练习，以有效提升患者的口唇肌肉运动能力，解决患者的言语功能障碍。

（5）咳嗽训练：引导患者用力咳嗽，尽可能咳出咽部及呼吸道异物，以有效防止其发生误吸和误咽。

参考文献

[1] 顾玉东.健侧颈 7 移位 20 年 [J].中华手外科杂志，2006，22（4）：193–194.

[2] 刘小丽，温莎等.脑卒中患者行左右第七颈神经移位手术后对偏瘫侧上肢功能恢复的影响 [J].宁夏医学杂志，2021，43（10）：884–888.

[3] 杨红艳.全臂丛神经根性撕脱伤术后不同护理方式对功能的影响 [C].外科重症监护专科知识培训暨学术交流会论文集，2008：61–62.

[4] 中国康复医学会康复护理专业委员会.神经源性膀胱护理实践指南（2017 年版）[J].护理学杂志，2017，32（24）：1–7.

[5] 李颖、陈卓、陈修平，等.盆底磁刺激治疗脑卒中后排尿障碍的疗效观察 [J].中国康复医学杂志，2020，35（1）：88–90.

[6] 曹婷婷、王建六、孙秀丽.盆底功能障碍性疾病康复治疗的研究进展 [J].现代妇产科进展，2019，28（6）：465–468.

[7] 张珂、胡青、谢臻蔚.女性盆底康复的方法及技术 [J].实用妇产科杂志，2017，33（7）：482–485.

[8] 徐淑芬、王元姣、柴文娟，等.运动想象疗法联合间歇性导尿治疗神经源性膀胱的康复护理 [J].护理与康复，2016，15（4）：362–364.

[9] 程欣欣，高润，刘莉.基于运动想象疗法的神经机制在脑卒中后运动功能障碍中的研究进展 [J].中国康复，2019，34（6）：324-327.

[10] 李明，毛忠南，毛立亚，等.电针"膀胱组穴"治疗脑卒中后神经源性膀胱尿潴留的疗效分析 [J].系统医学，2018，3（20）：1-3.

[11] 张薇.经 16 年后复发吉兰－巴雷综合征一例的护理 [J].癫痫杂志，2021，7（5）：462-464.

[12] 李想遇，刘林，黄佩，等.作业疗法对吉兰巴雷综合征患儿自理能力及运动功能的影响分析 [J].中国医学工程，2018，26（7）：73-75.

[13] 赵青，龚英，代燕燕，等.中西医结合综合康复治疗感觉型吉兰－巴雷综合征 1 例报道 [J].按摩与康复医学，2020，11（3）：60-61，63.

[14] 林奕芳，贾杰.糖尿病周围神经病的功能障碍表现与康复训练策略 [J].中国康复医学杂志，2021，36（10）：1311-1315.

[15] 陈书霞.综合康复治疗对于糖尿病周围神经病变的临床价值 [J].糖尿病新世界，2021，24（10）：187-189，198.

[16] 朱婵，刘美君.分期运动疗法辅助治疗特发性面神经麻痹临床疗效观察 [J].中华中医药杂志，2019，34（9）：4445-4448.

[17] 杨轩，黎鸣，王韵喃，等.重复经颅磁刺激治疗早期特发性面神经麻痹的疗效观察 [J].中国医药科学，2020，10（9）：209-211.

[18] 张磊，马吉元.皮内针联合电针治疗特发性面神经麻痹的疗效观察 [J].内蒙古中医药，2020，39（1）：106-107.

[19] 买吾兰·艾沙.大型听神经瘤手术后组颅神经损伤的相关因素分析 [D].乌鲁木齐：新疆医科大学，2019.

[20] 程建贞，朱建丰毛福荣中药熏洗联合"中枢－外周－中枢"闭环康复理念对脑卒中后手功能障碍治疗的临床研究 [J].中华中医药学刊，2018.36（4）：912-915.

[21] 范玉滢，郑晓纯，杜爱红，等.早期康复护理在听神经瘤术后吞咽功能障碍患者中的应用 [J].护理实践与研究，2017，14（18）：155-156.

第十章
"中枢 - 外周 - 中枢"
闭环康复的应用示范

第一节　数字化镜像疗法设备

一、设计理念与闭环康复理念体现

近些年来，新的脑卒中康复理论的不断提出引领了临床康复技术与治疗模式的创新。"中枢－外周－中枢"闭环康复理论在脑卒中患者手与上肢康复的大背景下应运而生。该理论由中国康复医学会手功能康复专业委员会主任委员贾杰教授于 2016 年率先提出，而后也有专家称之为"脑肢协同康复技术"等。"中枢－外周－中枢"闭环康复模式基于突触可塑性，通过中枢干预刺激并激活脑区，然后通过外周干预强化运动控制训练，正反馈于中枢，促进脑功能重塑和神经再支配，两者有机融合、相互补充，帮助恢复脑卒中患者的手与上肢功能。结合该理论，不少先进的康复技术不断涌现，其中的典型代表就是数字化镜像设备。

传统镜像疗法在临床操作上仍然不规范，这主要受限于镜像设备本身。数字化镜像设备的提出实现了手功能康复领域"镜像视觉反馈主导的多模态反馈技术""功能评估结果同步调整多模态反馈技术""程序化、规范化康复训练技术"的创新。

（一）实现了镜像视觉反馈主导的多模态反馈技术创新

镜像视觉反馈作为直接的中枢刺激手段，具有较好的刺激靶向性，能定向激活大脑运动、感觉皮层，达到康复治疗的目的。项目所研发的多模态同步反馈颠覆了各类反馈常规信息传递的概念，将其作为治疗刺激输入，又以视觉反馈中特殊的、具有治疗作用的镜像视觉反馈为主导，结合外周听觉、触觉、本体感觉等形成多模态反馈，提升患者特定脑区兴奋性、训练动作感知程度等。该镜像视觉反馈主导的多模态反馈技术应用于康复器械领域能否达到治疗目的，在行业同类产品中尚不明确。

（二）实现了功能评估结果同步调整多模态反馈技术创新

数字化镜像疗法设备包含手运动学评估系统。通过"针织柔性传感器"采集双手各手指运动学参数，实时对比双侧运动情况，得出患手运动完成百分比；结合生物反馈技术，将结果与多模态反馈匹配，并实时调整各反馈，形成最终的多模态同步反馈技术。患者通过实时评估结果的同步反馈，能调整训练中自我感知能力与注意力集中情况，提高训练效率。

（三）实现了程序化、规范化康复训练技术创新

数字化镜像疗法设备依据评估结果、计算机程序等实现康复训练的程序化与规范化。

具体以疾病的分期、分级、分类，训练动作分类、难易分层，双手运动学评估对照结果等数据为标准，为不同情况的患者安排合理的训练方案，以达到规范化；并通过软件控制训练流程，达到训练程序化。首先，将传统康复训练程序化，使得治疗步骤更具体细致、治疗内容更加规范；其次，标准化的康复手段对患者的康复训练有积极促进作用，且设备的应用能节约人力资源；最后，项目的首次提出为多模态同步反馈技术在临床应用、企业标准方面的准则制定提供了依据，有利于开展大规模研究。

二、训练模式与内涵

数字化镜像设备训练模式包括空间想象训练、基本动作训练和功能动作训练，三者有机结合，有效促进了脑卒中患者手感觉和运动功能的恢复。

（一）空间想象训练

1. 目的

训练内隐性运动想象能力（基于分级运动想象理论）。

2. 训练要点

（1）训练过程中，要求患者将双手放松放在"镜盒"里，并保持静止、休息状态。

（2）要求患者尽可能在大脑中想象模拟屏幕上显示的手，并做出判断。

（3）训练要点：选择需要训练的患者，选择"图片总数""播放速率""辨别难度"后点击"开始训练"。系统将自动开始训练，同时在患者的界面显示训练图示并需要患者来判别图示中的手是左手还是右手。

（二）基本动作训练

1. 训练动作库

数字化镜像疗法设备设置了专门的手功能基本动作训练库，包括：尺偏，腕背伸，腕掌屈，前臂旋前，前臂旋后，前臂旋前、旋后钩状抓握，球状抓握，握拳，直拳，柱状抓握，侧捏，手指内收、外展，四指单独屈伸，四指屈曲，四指伸展，掌指关节屈曲，指间关节伸展，拇指对示指，拇指对四指，拇指对小指指根，拇指环转，拇指屈曲，拇指外展，比 OK，比数字。

2. 训练要点

选择需要训练的患者，点击进入基本动作训练界面，并选择需要训练的科目，随后输入"组数""训练方式"，点击"开始训练"，进入基本动作训练（图 10-1-1）。

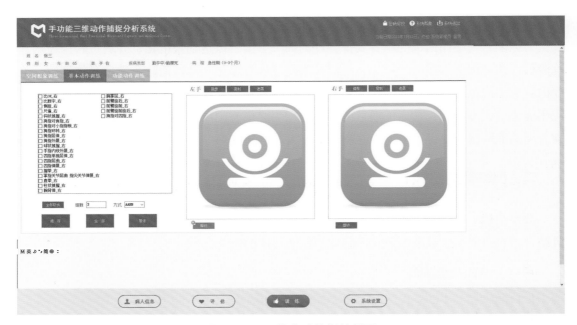

图 10-1-1　基本动作训练界面

在屏幕的右边会出现视频图像。分别捕捉患者"左手""右手"的动作视频。医生端界面可以控制患者端界面的视频显示，包括"镜像""复制""遮罩""播放""停止""录制"。

患者端界面见图 10-1-2。在训练的时候系统将自动根据选择的动作在患者界面出现模拟视频让患者跟着训练。模拟训练带领患者训练 3 次后自动消失，患者根据系统语音提示自行完成剩下的训练。

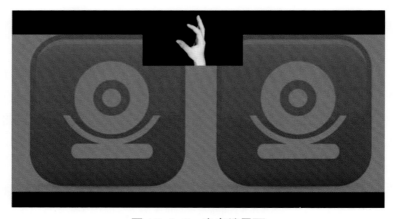

图 10-1-2　患者端界面

"播放"：医生端启用了"播放"功能后，患者端才能看到相应的视频。

"停止"：医生端启用了"停止"功能后，患者端将停止视频的播放。

"录制"：医生端启用了"录制"功能后，系统将患者的训练视频保存起来，以备查询查看。

"镜像"：医生端启用了"镜像"功能后，患者端的患手视频将被替换成利手的镜像视频。

"复制"：医生端启用了"复制"功能后，患者端的患手视频将被替换成与利手相同的视频。

"遮罩"：医生端启用了"遮罩"功能后，患者端将被屏蔽遮罩视频。

（三）功能动作训练

1. 训练目的

促进脑卒中患者日常功能动作的恢复，提高日常手功能操作。

2. 功能动作训练库

数字化镜像疗法设备功能动作训练库包括：木棒抓握-1，木棒抓握-2，木棒抓握-3，木块-1，木块-2，拿玻璃杯，拿玻璃球，拿回形针，拿矿泉水瓶，拿铅笔，拿勺子，拿钥匙，拿易拉罐，捏夹子，握弹力球，握网球，堆棋子，叠毛巾。

3. 训练要点

选择需要训练的患者后，点击主界面下面的"训练"按钮进入训练界面，再点击"功能动作训练"进入功能动作训练界面。其余训练要求同基本动作（图 10-1-3）。

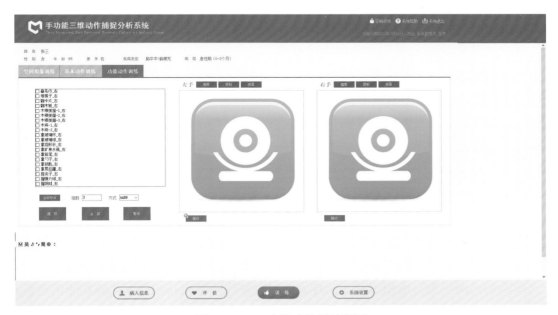

图 10-1-3 功能动作训练界面

三、数字化镜像设备未来发展

镜像疗法作为一种主动康复技术，具有操作简便、易于使用的特点，因此近些年在国内外得到了很大的发展。目前国内外发展并推出了基于镜像疗法的光电多模态反馈的上肢康复训练方法、基于镜像虚拟和 Skinner 强化学习的个性化 MI-EEG 训练与采集方法、基于用户情绪向用户提供最佳治疗的智能化镜像系统、基于虚拟现实的镜像治疗技术、用于身体对称的身体疾病的疼痛治疗设备等。

数字化镜像疗法设备目前已经在国内不少医院得到了临床应用与推广。借鉴国内外的先进技术手段有助于进一步发展数字化镜像设备。基于人工智能、虚拟现实等技术，以及训练范式的进一步扩展，数字化镜像疗法设备将得到进一步发展与临床应用。此外，基于远程的数字化手段，也可以助力数字化镜像疗法由临床真正下沉到社区及居家康复，满足广大脑卒中患者居家康复的需求。

第二节　软体手功能康复机器人技术

一、"中枢－外周－中枢"康复理论下的手功能康复机器人

（一）手功能康复机器人常规治疗方式

对于脑卒中后患者出现的手功能障碍，临床上采取外周干预方式的治疗手段如传统神经发育疗法（Bobath、Brunnstrom、PNF、Rood 等技术）、强势使用运动疗法等；同时也会使用一些声、光、电等物理因子治疗如低频电疗法、中频电疗法、红外线疗法等，直接作用于患手，对患手进行多种感觉或被动运动刺激，促通神经传导通路，激活脑部特定的感觉区域，促进各脑区之间的信息交流，促进脑功能的重组，激活可代替损伤部位支配肢体运动的相关脑区，达到功能恢复的效果。

临床上同时也会采取部分"直接"作用于大脑的中枢干预方式如运动想象疗法、经颅直流电刺激、经颅磁刺激等，"直接"刺激脑部功能区域能够调节大脑区域或大脑网络的兴奋性，改善脑卒中术后脑部损伤区域的突触可塑性，达到改善手功能障碍的效果。

单独的外周干预与中枢干预的治疗方式可对神经传动通路的恢复、脑功能的重组和可塑性起到促进作用，但患手外周感觉反馈与中枢运动控制的恢复是分离的，在临床的治

疗上也表现出了一定的局限性。大多手功能康复机器人产品基于单独的外周干预或中枢干预理论而研发，可进行多种形式的外周干预刺激，但仍局限于从外周到中枢的单一方向治疗。

（二）基于"中枢－外周－中枢"闭环理论的脑－机接口技术－手功能康复机器人

"中枢－外周－中枢"闭环康复理论是对脑卒中后手功能障碍患者采取的中枢干预和外周干预的统筹，通过中枢干预刺激并激活相应功能脑区，提高突触可塑性；然后通过外周干预强化运动控制训练，正反馈于中枢，促进脑功能重塑和神经再支配，恢复脑卒中患者的手功能（图 10-2-1）。

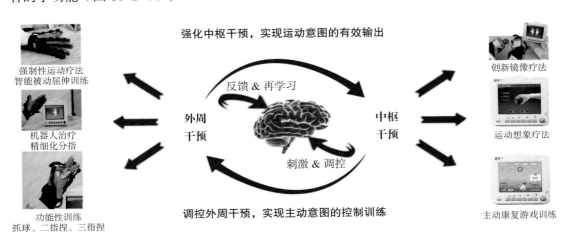

图 10-2-1 "中枢－外周－中枢"原理示意

羿生手功能康复机器人将应用于手功能康复机器人中的气动人工肌肉驱动技术与临床中应用于手功能康复中枢干预方式的脑－机接口技术结合，形成符合"中枢－外周－中枢"闭环理论的手功能康复机器人（图 10-2-2）。实现激活支配手功能脑区的同时，给予患手相应的手部感觉及运动刺激，将手部感觉与运动进行整合，高效强化患手的运动控制能力，并正反馈于脑部的功能重组。

大脑在进行不同神经活动时，脑电信号也会呈现不同的状态。通过提取脑电的多种特征可以对人体大脑进行实时的监测和反馈。临床康复实践中，常会对患者进行基于心理神经肌肉理论的运动想象疗法，因心理神经肌肉理论指出个体中枢神经系统中仍留有损伤之前储存的运动计划或运动"流程图"，在执行运动想象时与运动执行时大部分脑功能激活区相似。

在脑－机接口技术的应用下，采集患者进行运动想象疗法或产生支配患手运动时的脑电信号，通过计算机对脑电信号进行分析，驱动气动人工肌肉完成相应的手部运动。通过中枢干预激活相关支配手部运动的脑区,将产生的脑电信号通过体外建立的神经环路传导,使患手实现运动(图 10-2-3);这种来自患手运动的外周多种感觉刺激,再经体内正常的神经传导通路传至中枢神经系统中相应的脑区,进一步激活脑部功能区域,提高脑的可塑性,促进功能重组。

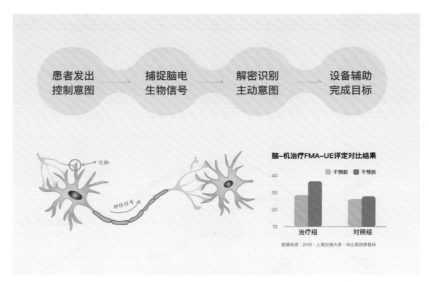

图 10-2-2　基于闭环理论的脑 – 机软体手功能康复机器人原理

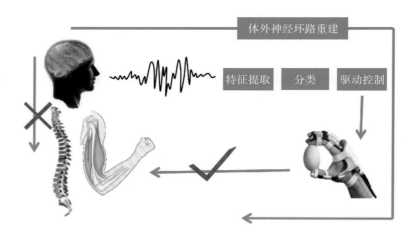

图 10-2-3　利用脑电信号驱动康复设备建立体外神经环路

脑卒中患者大多主动参与意识较弱、注意力难以集中,部分患者无手部主动运动,设备难以通过肢体反馈识别患者训练时的参与程度。手功能康复机器人单独的外周干预的治疗方式也缺少对患者主动运动意识的收集及反馈。脑 – 机接口技术的应用可辅助判断患者训练时大脑皮层的激活程度，通过手部运动反馈，诱导患者主动激活大脑活动。具有主动意识的运动训练相比于被动运动能够更好地诱导大脑皮质的功能重组，促进患侧肢体运动功能的改善。

"中枢 – 外周 – 中枢" 闭环康复理论的提出为手功能康复机器人等相关产品带来了新的创新思路。从进行多种外周干预促进中枢神经系统恢复的单一方向转变为外周干预与中枢干预统筹的双向治疗方式。不仅达到中枢与外周双向促进的治疗作用，而且解决了手功能康复机器人应用过程中缺乏患者主动参与的难题。

二、连接互联网的居家手功能康复机器人技术

（一）脑卒中手功能居家康复现状

自 2019 年新型冠状病毒肺炎大流行以来，疫情防控已成为社会发展的长期状态，这使得住院康复受到限制，居家康复成为脑卒中术后恢复期患者的长期康复形式。手功能康复往往是长期的、循序渐进的，需要大量的时间去进行运动再学习，并不断地重复。从时间和人力的角度考虑，寄希望于治疗师来陪伴如此长的训练时间是几乎不可能的，仅靠在医院康复科进行康复训练远远不够，因此需要社区和居家康复，根据患者的个人情况，合理增加康复训练的频率和强度。

居家康复时治疗师无法对患者实施手法治疗，且在临床上康复治疗师起的作用更多是提供训练的决策意见、纠正动作及指导要点；一旦离开了门诊或者治疗大厅，只能依靠患者或者家属通过纸笔或者视频来记录训练的过程，借助工具进行自我手法操作或者由家属辅助替代，但是由于其缺乏专业经验和评估，导致患者完成训练的质量和数量往往不令人满意，脑卒中患者的很多训练细节需要有经验的治疗师通过与患者的接触去评估，这使居家康复的患者陷入了孤立无援的境地。

相比于住院及门诊期间有治疗师和相关医务人员的陪伴，出院后患者在回归家庭时往往因为失去了治疗师和医务人员的指导而缺乏安全感，害怕自己的训练没有效果，或是因为没有监督者而导致训练的完成度大大降低，甚至不进行训练。这些问题都会严重地影响患者日后的生活质量，如果患者因为脱离了医院的环境而不进行训练，之前的训练往往也会前功尽弃。此时，借助一些可穿戴设备可以帮助患者更好地达成居家康复的目标，得到更好的效果。

（二）基于互联网的居家手功能康复机器人（图 10-2-4）

2015 年《国务院关于积极推进"互联网 +"行动的指导意见》的发布促进了互联网在

各行各业的进一步的发展，医疗信息化逐渐深入到康复领域，使得人工智能、物联网、大数据等高科技应用到康复设备，让康复设备变得人性化、智能化，甚至实现人机交互、智能辅助训练、精准力控等目标。越来越多的患者期望以互联网为媒介，"足不出户"就能享受到医疗服务，免去患者舟车劳顿，降低就医成本；更希望借助互联网技术得到专业化、标准化的康复课程。

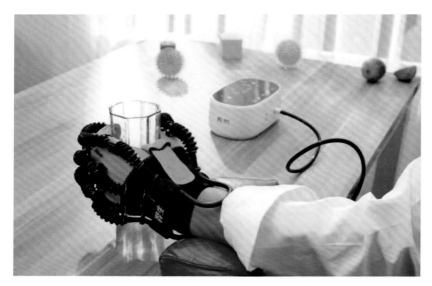

图 10-2-4　居家手功能康复机器人

基于互联网的羿生家用款手功能康复机器人更贴近患者，可以帮助患者进行居家训练，且便于携带、使用方便，解决了居家康复的难题。其独有的配套小程序，可以增强患者及康复师的黏性，将康复过程电子化和数据化，为患者提供精准的数据记录报告，有利于跟进康复进程，实现一键训练（图 10-2-5）。

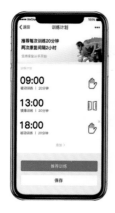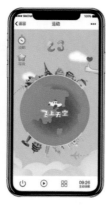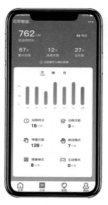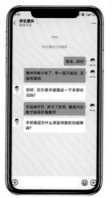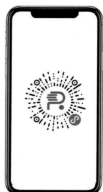

图 10-2-5　居家手功能康复机器人相关小程序 /App

羿生家用款手功能康复机器人以"中枢－外周－中枢""上下肢一体化""手脑感知""左右制衡"四大理论为理论框架，以镜像疗法、运动想象疗法、无创神经调控技术等为治疗手段，实现多模态循环，刺激干预患者的中枢和外周神经，以提高康复效率并达到康复目的。

由驱动装置、力传递机构、执行机构和控制模块构成的气电一体化系统不仅能够带动手指进行指定的运动，还可以通过控制模块的不同控制模式实现不同功能的康复辅助训练。设备外观小巧、轻便，便于携带和收纳，且兼具人工肌肉驱动技术，可提供被动、抗阻、双手镜像、分指、助力及声控等多种训练模式。为居家患者提供了专业的康复训练指导，实现了治疗师和医护人员功能和角色进一步的延伸，保证了患者的训练质量、医疗质量，甚至提高了患者的安全性。

第三节 eCon-hand 脑控外骨骼康复技术

eCon-hand 脑控外骨骼康复技术由上海念通智能科技有限公司研发，将控制盒收集、过滤、分析的脑电信号转化为输出命令，控制关节活动器运动，以帮助脑卒中等肢体运动功能障碍的患者实现自主运动。该设备利用脑电帽采集患者脑电信号，并通过控制盒收集、过滤、分析脑电信号，并将其转化为输出命令控制关节活动器运动，以帮助患者实现自主控制外骨骼进行运动，并产生本体感觉及视觉反馈，从而提高患者主动参与训练的积极性，增强其康复的信心，改善康复疗效。

该设备组成包括生物电采集处理部件（控制盒和脑电帽）、训练部件（关节活动器）、适配器和软件。使用时，脑电帽与控制盒磁吸连接，并通过蓝牙与关节活动器连接。设备的核心构架主要体现在两方面（图 10-3-1）。

1. 脑－机接口运动意图识别

脑电采集部分全部采用国产自主研发的传感器和信号放大器，可精准测量患者运动体感区的脑电变化。算法层面采用有监督的机器学习算法，通过少量的数据集构建个性化脑电模型，可利用少通道脑电信号实现运动意图的准确识别（图 10-3-2）。

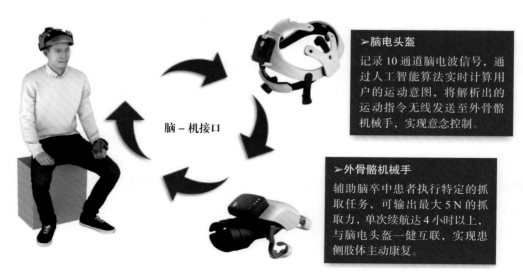

➤脑电头盔

记录 10 通道脑电波信号，通过人工智能算法实时计算用户的运动意图，将解析出的运动指令无线发送至外骨骼机械手，实现意念控制。

➤外骨骼机械手

辅助脑卒中患者执行特定的抓取任务，可输出最大 5 N 的抓取力，单次续航达 4 小时以上，与脑电头盔一键互联，实现患侧肢体主动康复。

脑－机接口

图 10-3-1　eCon-hand 脑控外骨骼设备构成

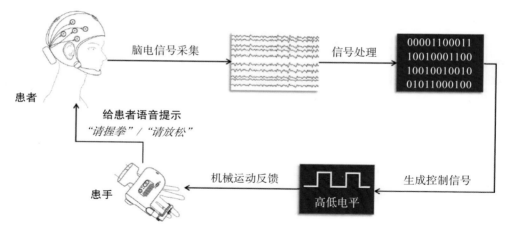

患者

脑电信号采集　　　信号处理

00001100011
10010001100
10010010010
01011000100

给患者语音提示
"请握拳" / "请放松"

患手　　　机械运动反馈

生成控制信号

高低电平

图 10-3-2　eCon-hand 脑控外骨骼运行模式

2. 穿戴式系统设计

可最大限度降低设备的操作难度，提高用户使用效率。脑电帽部分采用磁吸式连接方式，免去了传统脑－机接口系统中复杂的连接操作。信号解析部分采用片上解码技术，可脱离计算机独立运行，无使用场景限制。外骨骼部分采用刚性传动机构与柔性固定材料相结合的方式，偏瘫患者可单手完成佩戴，与脑电帽部分实现一键互联。

该设备在临床使用阶段已取得初步的疗效。借助国家自然科学基金重大研究计划－集成项目－面向肢体运动功能重建的生机电一体化机器人技术，探索脑－机接口在脑卒中上肢运动功能康复中的应用研究。在焦作市人民医院、复旦大学附属华山医院、上海市第三康复医院、上海市静安区中心医院等招募脑卒中受试者（图 10-3-3），开展随机对照试验，其中试验组接受脑－机接口主动康复治疗，对照组接受传统治疗，并借助量表评分等临床评估手段分析脑－机接口技术对脑卒中患者手功能康复的有效性；搜集患者的行为学等临床指标，研究脑卒中患者的脑－机接口康复效果与临床指标的相关性，从而揭示脑－机接口主动康复技术的适用群体；并从 EEG 和 fMRI 的层面分析脑卒中患者在手功能康复前后的脑区激活模式变化，及其与运动功能康复的相关性，分析脑卒中患者在脑－机接口干预过程中脑区活性的变化规律，从而明确脑－机接口技术对手功能康复的生理学机制。试验已取得伦理批准，并已干预完成试验组与对照组 40 例，目前结果提示试验组较对照组平均提升 5～6 分。

综上所述，eCon-hand 脑控外骨骼康复技术在脑卒中患者手功能恢复方面具有一定的疗效，并且具有操作便捷、使用安全等优势，有待进一步在临床中广泛推广应用。

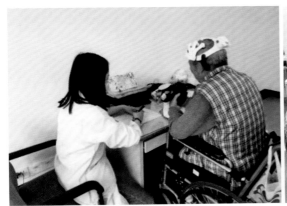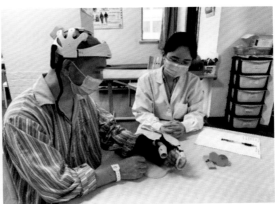

图 10-3-3 训练场景

第四节 计算机化 "手－口" 镜像技术

计算机化手－口镜像技术以 "中枢－外周－中枢" 闭环康复为理论基础，将具身认知理论与先进的计算机技术相结合，通过双镜像系统，促进脑卒中患者的上肢运动功能和语言功能恢复。主要使用机器视觉、人工智能、云计算等技术来实现。在此过程中，我们对患者进行运动指示，引导患者进行动作训练，在患者训练的过程中，软件根据患者健侧肢体信息重建一个完整的正常肢体，并提供视觉反馈，通过此视觉反馈给患者正向的心理暗示，从而增强患者信心，激励患者保持训练。在重建患者完整正常肢体的过程中，我们应用了机器视觉的相关技术，其中包括运动识别、检测、分割及融合。针对已经获取的肢体状态信息，我们通过 AI 人工智能技术对肢体状态进行自动评估。同时应用云计算技术，为患者和医生提供康复过程的跟踪记录及远程介入功能，数据上传至云平台，在云平台使用深度学习等技术进行数据分析，为患者提供更好的康复指导。

第五节　"中枢－外周－中枢"闭环康复技术的社区应用设想与示范

一、闭环康复技术在社区康复中的应用

社区康复（community-based rehabilitation，CBR）在国际上已有 30 多年的历史，在中国也发展了 20 余年，其概念和内容也经历了不断的发展和演变。关于社区康复最新的定义，2010 年世界卫生组织等国际组织联合编印的《社区康复指南》中指出："社区康复是为残疾人康复、机会均等、减少贫困及增加社会融合的社区发展的策略，其使命是按照综合的、发展的、包容的模式促进残疾人康复、教育、民生、社会和增能等方面的发展。"由此可见，社区康复并不仅仅是针对身体功能的康复治疗，还包括职业康复、教育康复和社会康复，以通过全面康复手段实现残疾人重返家庭和社会为目标。但目前仍有很多社区康复工作者和基层民众对社区康复的认知不够全面，甚至认识偏颇，对社区康复的理解仍然停留在生理功能恢复的层面上，或把在社区开展的康复治疗服务等同于社区康复。

康复治疗是改善功能障碍的有效措施，也是社区康复中重要且关键的一环，康复治疗可提高功能障碍者整体的健康水平，从而更好地促进功能障碍者的日常生活活动能力及社会参与能力。但我国现阶段的三级康复系统建设还不完善，患者出院后在社区和家庭中继续进行规范的康复治疗存在很大的困难，主要原因包括：①社区康复缺乏医保政策支持。根据目前我国的医保政策，大部分社区康复治疗未被纳入医保范畴，这大大制约了社区康复的发展。②国内大部分地区的社区康复专业人员和设备匮乏、康复技术水平普遍偏低，无法保障功能障碍者有效功能的保持和改善。

闭环康复技术由复旦大学附属华山医院贾杰教授提出并在临床上进行了实践，被证明比传统的康复技术更加有效，为康复工作者提供了循证医学证据和新的治疗技术。闭环康

复技术的出现，能够在很大程度上弥补我国目前社区康复发展的短板，特别是社区专业人员和康复设备的缺乏。

　　闭环康复理论最早被应用于手功能康复。基于闭环康复理论，复旦大学附属华山医院康复科与上海司羿智能科技有限公司共同研发的羿生手功能康复机器人（参考第三章第二节）能够提供多种训练场景，同时支持多用户管理、训练数据、量表及协调性评估、报告、打印等，既满足了医院管理多用户的需求，又为医生治疗患者提供了更加准确科学的依据。为了打造从医院到社区和家庭的全周期康复体系，双方还开发了面向社区和家庭的产品，如羿生手功能康复机器人，因其实用性好、操作简单、小巧便捷，适合社区和家庭使用，目前已有 3000 多家医疗机构用户及 20 000 多户家庭用户。2021 年 4 月，羿生手功能康复机器人成功入选《2021 年上海市康复辅助器具社区租赁服务（试点）产品目录》。

　　基于闭环康复理论打造的智能化的康复产品能够克服社区康复中治疗师和治疗设备短缺、技术水平参差不齐等问题，能够很好地巩固和延续医院内康复的效果，但是目前此类产品仍然很少，进入家庭的更少，闭环康复技术和相关产品在社区康复的应用仍处于早期探索阶段，因此，需要更多医工结合的高科技产品为社区康复赋能，更需要大量的临床实践和循证医学证据支持。

二、连接医院、家庭的社区康复创新示范

　　2021 年 3 月，上海市卫健委在闵行区部署了 7 家示范性社区康复中心。在建设过程中，闵行区努力完善"治疗－康复－社区－家庭"的医疗服务链，打造覆盖疾病急性期、稳定期和恢复期的"一站式"康复医疗服务体系。社区示范性康复中心涵盖了神经康复、骨关节康复、疼痛康复等亚专科康复，基本满足了社区居民的多元化康复需求。同时，根据中心康复学科发展方向，在满足常见病、多发病康复的基础上，发展肺康复、心脏康复、盆底康复等亚专科康复。在现代化的康复设备配置上，7 所社区均配置了上、下肢康复机器人等智能化康复设备，康复数据自动采集，同步上传到中心康复信息模块，逐步与居民健康档案、上级医疗机构连通。同时，闵行区还通过统一规划，建立了 7 家特色康复机构之间的转诊衔接机制，承接区域医疗中心内各种康复患者需求，形成了良性运行机制。截至 2021 年 9 月，上海市已完成首批 41 家示范性社区康复中心建设。

　　2021 年 6 月，国家卫健委、中国残联等八部门联合印发的《关于加快推进康复医疗工作发展的意见》要求积极发展社区和居家康复医疗：鼓励有条件的医疗机构通过"互联网＋"、家庭病床、上门巡诊等方式将机构内康复医疗服务延伸至社区和家庭。支持基层医疗机构丰富和创新康复医疗服务模式，优先为失能或高龄老年人、慢性病患者、重度残

疾人等有迫切康复医疗服务需求的人群提供居家康复医疗、日间康复训练、康复指导等服务。其中也提出要加强康复医疗信息化建设：要充分借助云计算、大数据、物联网、智慧医疗、移动互联网等信息化技术，大力推进康复医疗信息化建设，落实网络安全等级保护制度。借助信息化手段，创新发展康复医疗服务新模式、新业态、新技术，优化康复医疗服务流程，提高康复医疗服务效率。积极开展康复医疗领域的远程医疗、会诊、培训、技术指导等，惠及更多基层群众。该政策无疑对社区康复的发展具有重大的指导意义。

参考文献

[1] 贾杰."中枢 – 外周 – 中枢"闭环康复——脑卒中后手功能康复新理念 [J]. 中国康复医学杂志，2016，31（11）：1180–1182.

[2] 燕铁斌. 脑病康复新模式：从治疗肢体到脑 – 肢体协同调控 [J]. 华西医学，2018，33（10）：1201–1206.

[3] TRUJILLO P，MASTROPIETRO A，SCANO A，et al. Quantitative EEG for predicting upper limb motor recovery in chronic stroke robotassisted rehabilitation [J]. IEEE Trans Neural Syst Rehabil Eng，2017，25（7）：1058–1067.

第十一章
ICF 模式下的"中枢 – 外周 – 中枢"闭环康复

第一节 国际功能、残疾和健康分类理论

第 54 届世界卫生大会于 2001 年 5 月 22 日通过《国际功能、残疾和健康分类》（International Classification of Functioning，Disability and Health，ICF），公布了与残疾有关的新概念，它将残疾建立在一种社会模式基础上，从残疾人融入社会的角度出发。因此，残疾的定义是复杂和多维度的，是个体和环境相互作用的结果，包括身体结构与功能损伤、活动受限和社会参与限制，而且强调残疾的背景性因素（个人情况，生活中的自然、社会和态度环境等）对患者的健康和残疾情况起着重要互动作用。

ICF 作为 WHO 国际分类家族（WHO Family of International Classifications，WHO-FIC）的一员，从疾病、失能及其他健康状况对人体结构与功能、活动能力、参与能力影响的角度构建理论框架和分类体系（图 11-1-1）。它将残疾建立在一种社会模式基础上，从残疾人融入社会的角度出发，以恢复功能为核心目标，整合了生物、心理、社会、环境，包括身体结构与功能损伤、活动受限和社会参与限制，而且强调残疾的背景性因素（个人情况，生活中的自然、社会和态度环境等）对患者的整体健康水平和残疾情况起着重要的相互作用。

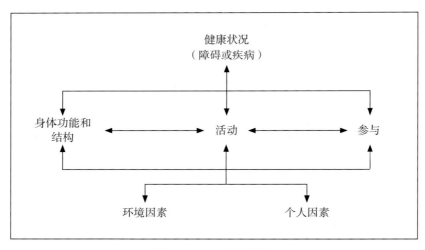

图 11-1-1 ICF 框架

ICF 分为功能和残疾、情景性因素两部分。在功能和残疾部分，除身体功能和结构成分外，活动和参与是另一个成分，活动和参与是通过能力和活动表现来描述的。情景性因素包含环境因素和个人因素，这些因素对个体的健康和健康有关的问题可能会产生影响。

ICF 是以活动和参与为主线来进行功能、残疾和健康分类的，强调环境与个人因素及各部分之间的双向作用。

ICF 将功能定义为个人与个人的环境和个人因素之间的相互作用。在该标准中，"残疾"不再被分成残损、残疾、残障三个层次，而是"对损伤、活动受限和参与限制的一个概括性术语"。ICF 将损伤（impairment）定义为：身体功能或结构问题，有显著差异或丧失。身体功能是身体各系统的生理功能（包括心理）。身体结构是身体的解剖部位如器官、肢体及其组成部分。活动受限（activity limitation）定义为：个体在进行活动时可能遇到的困难。活动指个体执行一项任务或行动。参与限制（participation restriction）定义为：个体投入到生活情景中可能经历到的问题。参与是个体投入到生活情景中。表现（performance）定义为：描述个体在现实环境因素影响下（包括物理、社会和周围人的态度等方面）能够完成活动的水平。能力（capacity）定义为：描述个体在不借助辅助器具、他人协助及其他有利或不利环境因素影响下完成活动的真实能力。能力是在中立环境（如测试环境）下完成活动的水平。

第二节　康复的原则

康复医学可以被定义为一个人的功能和健康的多学科管理，其目标是尽量减少症状和残疾。康复医学根据功能、残疾和健康的概念来定义。评估和干预管理依赖于这些概念。当前的残疾框架——世界卫生组织国际功能、残疾和健康分类，从生物学、个人和社会的角度提供了一个连贯的健康观点。康复方案如下。

（1）治疗受损的身体结构和功能（治疗策略）。

（2）克服身体功能受损、活动限制和参与限制（康复策略）。

（3）预防进一步的症状和残疾（预防战略）。

康复是一个持续的过程，包括问题和需求的识别、问题与受损身体功能和结构的关系、个人和环境因素，以及康复干预的管理（图 11-2-1）。患者通常会存在一系列的问题，包括功能障碍、躯体损伤、疼痛、疲劳、抑郁、日常生活活动困难等，因此，有必要通过选择目标问题来设定优先级，以确定目标和实现目标的规范化康复方案。

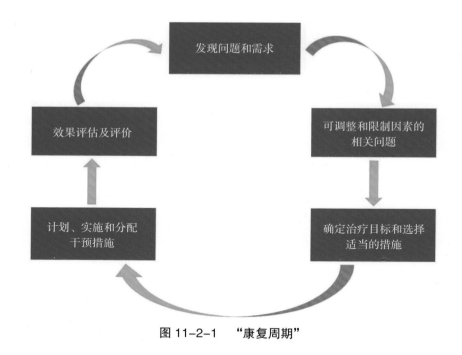

图 11-2-1 "康复周期"

第三节 "中枢－外周－中枢"闭环康复理论与 ICF

一、"中枢－外周－中枢"闭环康复理论与 ICF 的联系

"中枢－外周－中枢"闭环康复理论在脑科学研究大背景下应运而生，作为康复医学理论基础建设中不可或缺的一部分，该理论将外周功能康复向脑功能康复转移，不只是局限于外周干预模式，如作业疗法、皮肤感觉刺激、运动再学习、平衡训练、Bobath 手法、强制性诱导训练、PNF 等，而且同时采用新技术、新方式刺激大脑，如经颅直流电刺激、镜像（多模态镜像）治疗、运动想象等。通过给予大脑刺激和外周干预，达到综合治疗的效果，以促进脑功能重塑，使其他神经代替病变神经发挥功能，大大提高康复效率。"中枢－外周－中枢"闭环康复模式基于突触可塑性，通过中枢干预刺激并激活脑区，然后通过外周干预强化感觉刺激或运动控制训练，正反馈于中枢，促进脑功能重塑和神经再支配，两者有机融合、相互补充，恢复脑卒中患者的肢体功能。

ICF 被视为一种有用的工具，用于描述、比较和对比来自不同诊断、环境、语言和国家 / 地区的测量结果及临床患者报告的信息。康复干预的目标是个体的功能和健康。与医疗干预一样，需要对功能和健康进行测量，以评估患者的相关功能状态和疾病情况。在康复治疗中，功能和健康的测量不仅与评估干预结果有关，也与诊断（评估）和干预管理有关。从康复的角度来看，患者的功能和健康与某种状况或疾病有关，而不仅仅是其结果。此外，功能和健康不仅与疾病有关，而且与个人和环境因素及康复情况有关。因此，许多康复特异性措施都是以条件和情境为导向的，例如，用于急性和亚急性脑卒中患者康复的 FIM。因此，功能和健康的衡量，以及活动参与和环境个人因素的考虑对患者来说十分重要。根据"中枢 – 外周 – 中枢"闭环康复理论，对患者的功能和健康进行相关评估和干预，可以从中枢和外周的角度分别去考量，如利用颅脑 CT（图 11-3-1）或者是颅脑磁共振（中枢）并结合患者的临床症状（外周）来诊断脑卒中。

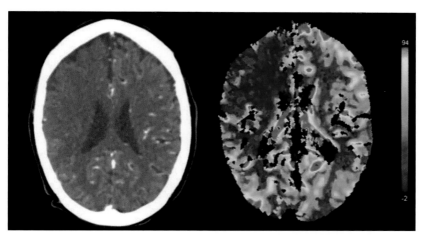

图 11-3-1　　CT 血管造影（左）和 CT 灌注成像（右）

手运动功能的康复治疗也可以采取中枢干预和外周干预的联合治疗，从而形成"中枢 – 外周 – 中枢"闭环康复理论。已有研究显示，tDCS 联合肌电生物反馈可有效改善脑卒中后早期患者的上肢运动功能，治疗作用优于单一的肌电生物反馈疗法。该研究推测联合组疗效更佳的可能机制是：通过 tDCS 阳极刺激提高了患侧 M1 兴奋性，改善了与 M1 区及其功能相关的局部皮质和大脑网络的活动，使这些大脑区域处于易激活状态，在此状态下，通过联合肌电生物反馈刺激上肢运动，向 M1 区及其功能连接相关区输入大量感觉、运动刺激，使得这些脑区激活度更高，利于这些脑区功能重塑或重组，从而得到更好的疗效。这与我们"中枢 – 外周 – 中枢"闭环干预理论相一致。另外，有研究得出 tDCS 联合 VR 训练可有效改善脑卒中患者的上肢运动功能和 ADL 能力，且疗效优于单一的 tDCS 或 VR

治疗，从 ICF 的角度考虑，这是通过干预患者的颅神经结构（s1106）和关节及骨骼的功能（b710–b729）、肌肉功能（b730–b749）、运动功能（b750–b789）来改善上肢运动功能与日常生活活动能力（d510 洗澡、d530 如厕、d540 穿着、d550 吃、d560 喝、d570 照顾个人的健康等）。

二、ICF 活动参与、环境、个人因素——"外周"康复方法

"活动和参与"是指个体在生活的各个方面所进行的生理或心理活动。活动水平上的困难被称为活动受限，如穿衣受限，一个人在日常生活和社会中可能遇到的问题被称为参与限制，如娱乐和休闲的限制。活动和参与的成功完成涉及身体结构和功能在各种背景下有目的的整合，包括物理环境、社会环境和态度环境。活动和参与也包括两个相对的概念：能力和表现。在使用 ICF 评估工具进行评估时，需要对患者的活动和参与部分进行详细评分，则需要评定者熟悉和区分这 2 个概念以准确评估。

由于肢体运动功能主要承担日常生活能力，且其功能精细、复杂多样，因此恢复进程具有缓慢、复杂、难度大等特点，严重影响患者和家人生活质量，并耗费巨大的医疗成本，为患者和家人及社会带来沉重的心理和经济负担。基于"中枢－外周－中枢"闭环的康复方法，如重复性外周磁刺激，可利用磁刺激线圈在不同参数设置下刺激上下肢或躯干的瘫痪肌肉（图 11–3–2），一方面能够对瘫痪肌肉起直接兴奋作用；另一方面可通过诱导本体感觉输入激活中枢神经系统进行神经调节，同时缓解痉挛、减轻神经病理性疼痛、改善感觉运动障碍等，进而提高患者的日常生活活动能力。

目前，大多数康复治疗仍然集中强调对患者身体结构和功能的干预，而较少考虑活动参与，特别是导致残疾的行为和增加残疾的环境因素。同时，关注潜在的、有益的社会行为和环境因素，有助于缩小症状和残疾。虽然潜在的疾病可能无法治愈或预防，但康复可以最大限度地减少症状、残疾和可能的康复费用，其对个人和社会都是有益的。我们应该认识到，ICF 在全面描述工作残疾方面是有限的，例如，一个人不能工作的原因是残疾评估的重要组成部分。然而，ICF 不能描述因果关系，可能将 ICF 与其他工具结合揭示其中的因果关系。个人因素还包括个人的生活方式、习惯、社会背景、教育、生活事件、种族/民族、兴趣爱好、工作等，工作参与依赖于个人和环境因素，除了医疗数据之外，这些因素还会影响患者的功能情况和活动参与能力。因此，在选择使用何种干预手段对患者进行康复治疗时，应充分考虑环境因素和个体因素的影响，通过环境改造、辅具应用、心理疏导、职业治疗等方式为患者制订全方位、个体化、智能化、现代化的康复计划。

由于 ICF 包括与身体、活动和参与相互作用的情境因素，康复专业人员可以利用"中枢－外周－中枢"闭环康复理论与 ICF 结合，使用不同的中枢或外周干预手段，并尽可能

多地考虑这些 ICF 成分间的相互作用。此外，ICF 将成为多专业患者评估、目标设定、干预管理和评估的基础，以及康复医生和护士，身体、职业和语言治疗师，心理学家，社会工作者和其他康复专业人员教育的重要组成部分。由于康复是从急性护理到社区护理的连续统一体的一部分医疗方式，而 ICF 可能是跨连续统一体交流的一种新的有意义的方式，随着康复医学的发展，利用新兴的理论与 ICF 模式结合能更好地为患者提供高效、个体化、精准化的康复服务。

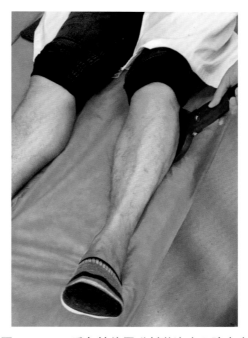

图 11-3-2　重复性外周磁刺激治疗下肢瘫痪

参考文献

[1] MOMSEN A H，STAPELFELDT C M，ROSBJERG R，et al.International classification of functioning，disability and health in vocational rehabilitation：a scoping review of the state of the field[J]. J Occup Rehabil，2019，29（2）：241-273.

[2] 肖露，代菁，樊巍，等.tDCS 联合肌电生物反馈改善脑卒中上肢运动功能障碍的疗效观察 [J]. 中国康复，2020，35（9）：459-462.

[3] 刘远文，黄丽，张淑娴，等. 经颅直流电刺激联合虚拟现实训练治疗脑卒中患者上肢功能的随机对照单盲研究 [J]. 华西医学，2020，35（5）：544-549.

[4] RIIS-DJERNÆS L M，JENSEN C M，MADSEN E，et al.Should rehabilitation goals reflect all aspects of functioning in relation to a biopsychosocial ICF perspective?[J]. Disabil Rehabil，2021，

43（12）：1669–1674.

[5] CHEN S，LI Y，SHU X，et al. Electroencephalography mu rhythm changes and decreased spasticity after repetitive peripheral magnetic stimulation in patients following stroke[J]. Front Neurol，2020，11：546599.

[6] 严晶晶，袁海峰，张妮，等. 中枢联合外周重复磁刺激对卒中后运动功能障碍的疗效 [J]. 华西医学，2021，36（5）：588–594.

[7] MALEJKO K，HUSS A，SCHÖNFELDT-LECUONA C，et al.Emotional components of pain perception in borderline personality disorder and major depression-a repetitive peripheral magnetic stimulation（rPMS）study[J]. Brain Sci，2020，10（12）：905.

[8] ZSCHORLICH V R，HILLEBRECHT M，TANJOUR T，et al. Repetitive peripheral magnetic nerve stimulation（rPMS）as adjuvant therapy reduces skeletal muscle reflex activity[J]. Front Neurol，2019，10：930.

[9] EUROPEAN PHYSICAL AND REHABILITATION MEDICINE BODIES ALLIANCE. White book on physical and rehabilitation medicine（PRM）in Europe. Chapter 7. The clinical field of competence：PRM in practice[J]. Eur J Phys Rehabil Med，2018，54（2）：230–260.

第十二章
"中枢－外周－中枢"
闭环康复待解决的问题

第一节　基于闭环康复理论的训练策略问题

一、概述

"中枢－外周－中枢"闭环康复模式是针对脑损伤康复而提出的创新理论（图 12-1-1）。闭环康复模式的核心理念是："中枢干预"激活相关脑区，提高神经可塑性→"外周干预"强化正确的运动模式输入→促进中枢损伤后神经功能重塑。该模式强调的是"中枢"与"外周"正向循环的整体康复思维，即在把握先进现代康复技术的同时，借鉴传统医学功能整体观的理念，而非片面强调某一类技术的治疗优越性。

目前在临床研究与应用过程中，基于闭环康复理论的训练策略问题是学界关注的焦点。这种策略问题具体又分为技术组合方式问题与先后次序问题。通过对这两种不同策略问题的分析，有助于未来闭环康复模式的革新与发展，对指导临床脑损伤康复、启发脑科学发展有重要意义。

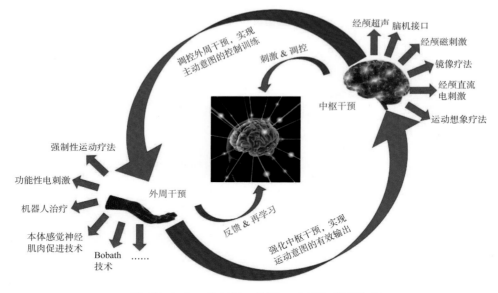

图 12-1-1　"中枢－外周－中枢"闭环康复

二、中枢干预与外周干预技术组合的问题

中枢干预与外周干预技术结合的临床实践意义已经被许多临床研究所证实，二者的组

合具备临床循证依据。以脑卒中康复为例，研究发现，脑卒中亚急性期与恢复早期患者存在一定程度的自发恢复，提示该时期存在一定的神经可塑性。临床观察也发现，该时期患者的功能恢复进步较快。那么在这一时期，将"中枢干预"与"外周干预"结合形成闭环干预模式，提高患者的突触可塑能力，进一步提升患者功能水平，对患者的远期预后和生活质量至关重要。

"中枢"与"外周"的组合，其前提是"中枢干预"与"外周干预"均有疗效，核心在于如何形成"闭环"。然而基于闭环理论，不难发现不同中枢干预技术与外周干预技术之间存在着不同的组合。虽然"中枢－外周－中枢"闭环康复模式强调中枢神经损伤的可塑性原理，但是"中枢干预"技术与"外周干预"技术都具有促进脑功能重塑的作用，前者是对中枢系统的直接激活，后者则是基于肢体的运动再学习理论，当前两者组合并无固定的方式。

中枢干预技术与外周干预技术临床常见的组合方式包括单独外周或中枢干预、中枢与外周结合干预方式、中枢与外周多重组合方式等。国内贾杰教授团队研究发现，脑卒中慢性期的上肢及手功能障碍患者，应用 tDCS 结合外周干预、镜像疗法结合外周干预、基于运动想象的 BCI 技术结合外周干预的临床疗效，均高于单独的外周干预。当前单独的中枢干预治疗方式在临床康复应用中较为少见，大多数中枢干预临床研究，都避免不了与外周干预技术结合，这也是目前中枢干预技术应用面临的瓶颈之一。此外，目前关于中枢与外周干预技术的组合方式尚未有定论，需要进一步深入挖掘与研究。

三、中枢干预与外周干预的时序性问题

在闭环康复理论的策略问题上，除了组合方式问题外，"中枢干预"与"外周干预"的先后应用顺序，也是目前尚未解决的临床科学问题。

在脑损伤康复领域，"中枢干预"强调"自上而下"的治疗策略。反之，"外周干预"是一种"自下而上"的治疗思路。因此，无论其先后顺序如何，两者之间的结合，都能形成治疗上完整的"闭环"。虽然闭环理论的临床意义已经得到证明，但是如何基于先后顺序选择，使其价值最大化，仍然值得思考。"中枢干预"与"外周干预"的时序性问题使得"中枢－外周－中枢"闭环康复模式在实际临床应用中也存在诸多问题，如脑损伤不同时期、不同损伤部位、不同功能障碍程度，如何选择"中枢干预"与"外周干预"的先后应用顺序及最优的干预时间和治疗剂量？如果将"中枢干预"与"外周干预"技术同时或按一定的治疗顺序用于脑损伤患者的脑和肢体，能否发挥二者协同作用，实现"1＋1＞2"的治疗效果？

以脑卒中为例，不同的中枢干预、外周干预结合在治疗脑卒中患者的运动功能障碍上存在应用顺序差异：①应用基于闭环康复的 TMS，在治疗痉挛时，先进行外周磁刺激，再进行重复经颅磁刺激，改善痉挛状态的疗效可能更好；②为保证患者能够进行运动想象，通常先进行外周干预，熟悉动作训练过程，再进行中枢干预，即运动想象；③进行基于闭环的镜像训练时，先进行左右手的识别判断（中枢干预），再观察学习任务导向训练动作（外周干预），以及不同镜像视觉反馈的诱导训练（中枢诱导外周干预）。

基于闭环理论，探讨中枢干预与外周干预的时序性问题，可能有助于充分利用该理论，促进个性化的临床创新治疗与最佳功能恢复的临床结局。

四、总结与展望

"中枢－外周－中枢"闭环康复模式是当前具有临床实践和研究价值的先进理论。该理论摒弃了以往关注某一类康复技术临床优越性的单一思路，而从更全面的功能恢复角度入手，旨在促进脑损伤患者的最佳康复。围绕该理论的临床治疗策略，目前仍存在两大临床科学问题，包括中枢干预与外周干预技术组合方式的问题和二者治疗的时序性问题。未来，研究者通过进行大样本、高质量的临床疗效研究，以及积极探索"中枢－外周－中枢"闭环干预的神经科学机制，有望解答上述问题，以促进闭环康复模式进一步指导临床实践，为脑科学领域的发展做出更大的贡献。

第二节 "中枢－外周－中枢"
闭环康复的作用靶点问题

根据作用靶点不同，可以将"中枢－外周－中枢"闭环康复技术（图 12-2-1）分为两种主要基本类型：一类是以被动干预为主、作用靶点较局限且明确的技术，如 TMS 技术、tDCS 等非侵入性神经调控技术；另一类是系统性的主、被动干预相结合的技术，如镜像疗法、运动想象等技术。这两类技术可以基于"中枢－外周－中枢"理念进行组合，如 TMS 结合任务导向性训练，运动想象结合外周电、磁刺激等。在这两类技术中，前一类技术的直接靶点较为明确，如 TMS 的直接刺激部位；而后一类技术的作用靶点更为复杂，涉及感觉、运动、认知等加工过程。但需要说明的是，即使是前一类技术，除直接作用靶点外，也伴有复杂的后续效应，如 TMS 除对刺激靶点的神经活动有影响外，还可引起靶点和其他脑区、非作用靶点脑区之间的功能连接变化。

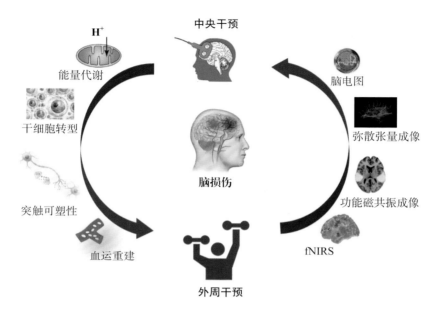

图 12-2-1 "中枢－外周－中枢"闭环康复技术

一、"中枢－外周－中枢"闭环康复中 NIBS 技术的作用靶点

目前临床和科研中受关注较多的 NIBS 技术包括 TMS、tDCS 和经颅超声技术，其中前两者在临床康复中已得到了大量应用。TMS 和 tDCS 均有明确的局部作用靶点，一般可根据需要干预的功能障碍不同，选择大脑皮层、小脑皮层、深部核团等中枢干预靶点和（或）周围神经、肌肉（如臂丛神经、伸腕肌群等）。选择不同的靶点进行时空组合，即可构成不同层级的"中枢－外周－中枢"闭环模式。以针对运动功能的调控为例，如选择辅助运动区＋初级运动皮层，则构成运动系统中枢神经内部相对的"中枢（运动计划和准备）"和"外周（运动执行）"闭环；如选择初级运动皮层＋周围神经的运动纤维，则构成运动神经通路的中枢神经和周围神经闭环；如选择运动神经＋肌肉，则构成神经（中枢）和效应器（外周）闭环。NIBS 的直接靶点明确，便于选择和控制，可以根据实际需要、病损和功能重构情况进行组合。

值得注意的是，目前研究发现 NIBS 技术不仅可以对刺激部位的神经活动本身产生兴奋性或抑制性调控，如对初级运动皮层予以兴奋性 / 抑制性调控可直接引起静息运动阈值变化，还可使：①非刺激靶点部位的神经兴奋性发生变化；②刺激靶点和其他脑区间的功能连接发生变化；③非刺激靶点脑区间的功能连接（模式）发生变化。这种直接效应和间接效应在进行"中枢－外周－中枢"闭环调控方案设计时非常重要。但是，目前对于单个脑区 NIBS 干预，或两侧同源脑区联合干预的研究较多；而在不同层级皮层靶点、中枢神经联合周围神经/肌肉进行电、磁刺激等"中枢－外周－中枢"闭环干预模式下，神经活动的靶点直接调控效应和间接效应的研究仍较少。由于 NIBS 的靶点刺激已体现出的上述复杂性，未来研究有必要系统分析不同层级的闭环干预下，应用不同的组合和时间顺序组合中枢、外周干预技术时，所产生的直接和间接靶点调控效应。

二、"中枢－外周－中枢"闭环康复中系统性康复治疗技术的作用靶点

镜像疗法、脑－机接口、运动想象等常用"中枢－外周－中枢"康复治疗技术并不像 NIBS 那样具有明确的直接作用靶点，其对神经系统及其效应器的作用常涉及复杂、系统和多层级的加工过程。这类技术在进行治疗前，一般需预先对患者进行测试和指导，使其熟悉和配合训练过程；在实施治疗时，通过视觉、听觉等多模态输入，引导患者主动进行运动、感觉等想象和控制过程。同样以运动康复技术为例，这一过程不仅在模态内涉及运动计划、控制、执行、前馈与反馈、目标和肢体空间定位等加工过程，同时还需要注意、执行、记忆等其他高级功能的辅助和配合；这些神经加工过程主要涉及前运动皮质、辅助运动区、后部顶叶等脑区及神经环路，同时需要前额叶、注意网络等关键联合皮质脑区和（或）脑网络的支持；因此，其主要作用靶点在上述关键脑区及其与单模态的运动、感觉通路间的关系，是一种系统的调控过程。

值得注意的是，由于患者中枢、外周器官损伤部位和性质不同，上述脑区间的结构和功能联系的障碍和代偿性重塑也有差异。如常见的脑卒中患者初级运动皮层/锥体束受损后，初级运动皮层与双侧辅助运动区的联系发生变化。但是目前对于不同程度、类型、位置的神经损伤应用上述康复技术时，核心靶点调控效应的差异还不明确，此方面的研究还较少，这也是未来研究的重要方向之一。

三、"中枢－外周－中枢"闭环康复中多种技术的联合作用靶点

基于"中枢－外周－中枢"闭环康复理念，可以组合多种康复干预技术，这些技术的作用靶点既有重合又有差异，彼此间存在复杂的相互作用，在组合时，需要考虑所联合技术靶点的时空属性和相互作用。从解剖和功能角度，"中枢－外周－中枢"闭环康复技术的作用靶点可涉及多个主要层级，包括神经系统（中枢）－效应器官（外周），如运动神经和骨骼肌；中枢神经系统－周围神经系统，如运动系统的中枢部和周围神经的运动纤维；

中枢神经系统内的高级中枢（中枢）－ 低级皮层 / 神经核团（外周）等，如前额叶、前运动皮层和初级运动皮层。康复干预效应在这些层级中的定位，构成了闭环康复作用靶点的空间位置属性。此外，在"中枢－外周－中枢"康复干预效应对靶点的作用还具有时间属性，从而使中枢、外周各靶点的作用之间可能产生复杂的"准备效应（Priming）"、协同作用等相互关系。系统分析如何设置多种康复干预技术的时空属性及其对靶点的调控效果，从而达到最优的个性化康复效果，是未来"中枢－外周－中枢"闭环康复干预技术研究的重要方向。

参考文献

[1] 贾杰 . "中枢－外周－中枢"闭环康复——脑卒中后手功能康复新理念 [J]. 中国康复医学杂志，2016，31（11）：1180–1182.

[2] OKABE N，SHIROMOTO T，HIMI N，et al. Neural network remodeling underlying motor map reorganization induced by rehabilitative training after ischemic stroke[J]. Neuroscience，2016，339：338–362.

[3] LI F，GENG X，YUN H J，et al. Neuroplastic effect of exercise through astrocytes activation and cellular crosstalk[J]. Aging Dis，2021，12（7）：1644–1657.

[4] LEFAUCHEUR J P，ALEMAN A，BAEKEN C，et al.Evidence-based guidelines on the therapeutic use of repetitive transcranial magnetic stimulation（rTMS）: an update（2014–2018）[J].Clin Neurophysiol，2020，131（2）：474–528.

[5] LEFAUCHEUR J P，ANDRE-OBADIA N，ANTAL A，et al.Evidence-based guidelines on the therapeutic use of repetitive transcranial magnetic stimulation（rTMS）[J].Clin Neurophysiol，2014，125（11）：2150–206.

[6] BAI Z，ZHANG J，FONG K N K.Effects of transcranial magnetic stimulation in modulating cortical excitability in patients with stroke: a systematic review and meta-analysis[J]. J Neuroeng Rehabil，2022，19（1）：24.

[7] LI J，ZHANG X W，ZUO Z T，et al.Cerebral functional reorganization in ischemic stroke after repetitive transcranial magnetic stimulation: an fMRI study[J].CNS Neurosci Ther，2016，22（12）：952–960.

[8] LIU J，WANG Q，LIU F，et al.Altered functional connectivity in patients with post-stroke memory impairment: a resting fMRI study[J].Exp Ther Med，2017，14（3）：1919–1928.

[9] VOLZ L J，REHME A K，MICHELY J，et al.Shaping early reorganization of neural networks promotes motor function after stroke[J].Cereb Cortex，2016，26（6）：2882–2894.

[10] DARKOW R，MARTIN A，WÜRTZ A，et al.Transcranial direct current stimulation effects on neural processing in post-stroke aphasia[J].Hum Brain Mapp，2017，38（3）：1518–1531.

[11] DING L，WANG X，CHEN S，et al.Camera-Based mirror visual input for priming promotes motor recovery，daily function，and brain network segregation in subacute stroke patients[J]. Neurorehabil Neural Repair，2019，33（4）：307-318.

[12] ZHUANG J Y，DING L，SHU B B，et al.Associated mirror therapy enhances motor recovery of the upper extremity and daily function after stroke：a randomized control study[J]. Neural Plast，2021，2021：7266263.

[13] CHEN S，CAO L，SHU X，et al.Longitudinal Electroencephalography Analysis in Subacute Stroke Patients During Intervention of Brain-Computer Interface With Exoskeleton Feedback[J].Front Neurosci，2020，14：809.

[14] CHEN S，SHU X，WANG H，et al.The differences between motor attempt and motor imagery in brain-computer interface accuracy and event-related desynchronization of patients with hemiplegia[J]. Front Neurorobot，2021，15：706630.

[15] WANG H，XU G，WANG X，et al.The Reorganization of resting-state brain networks associated with motor imagery training in chronic stroke patients[J].IEEE Trans Neural Syst Rehabil Eng，2019，27（10）：2237-2245.

[16] WANG X，WANG H，XIONG X，et al.Motor imagery training after stroke increases slow-5 oscillations and functional connectivity in the ipsilesional inferior parietal lobule[J]. Neurorehabil Neural Repair，2020，34（4）：321-332.

[17] KANDEL E R，KOESTER J D，MACK S H，et al. Principles of neural science，sixth edition[M]. McGraw-Hill Medical，2021.

[18] BALDASSARRE A，RAMSEY L E，SIEGEL J S，et al.Brain connectivity and neurological disorders after stroke[J].Curr Opin Neurol，2016，29（6）：706-713.